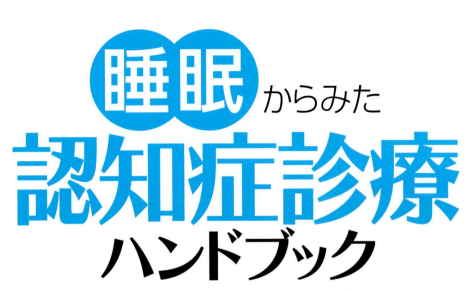

睡眠からみた認知症診療ハンドブック
―早期診断と多角的治療アプローチ―

 宮崎総一郎（中部大学教授）
浦上 克哉（鳥取大学教授）

全日本病院出版会

執筆者一覧

編集

宮崎総一郎	中部大学生命健康科学研究所，特任教授
浦上　克哉	鳥取大学医学部保健学科生体制御学講座，教授

執筆者（執筆順）

宮崎総一郎	中部大学生命健康科学研究所，特任教授
浦上　克哉	鳥取大学医学部保健学科生体制御学講座，教授
大塚　邦明	東京女子医科大学，名誉教授／特定関連メディカルセンター，戸塚ロイヤルクリニック，院長
遠山　育夫	滋賀医科大学神経難病研究センター，センター長／神経診断治療学部門，教授／バイオメディカルイノベーションセンター長
加藤　智子	滋賀医科大学神経難病研究センター，神経診断治療学部門，特任助教
小曽根基裕	東京慈恵会医科大学精神医学講座，診療医長
堀地　彩奈	東京慈恵会医科大学精神医学講座
伊藤　　洋	東京慈恵会医科大学葛飾医療センター，病院長
北村　拓朗	産業医科大学医学部耳鼻咽喉科・頭頸部外科学，准教授
鈴木　秀明	産業医科大学医学部耳鼻咽喉科・頭頸部外科学，教授
林　　光緒	広島大学大学院総合科学研究科行動科学講座，教授
大川　匡子	睡眠総合ケアクリニック代々木／精神・神経科学振興財団
野口　公喜	パナソニック株式会社エコソリューションズ社
内田　育恵	愛知医科大学耳鼻咽喉科学講座，特任准教授
杉浦　彩子	国立研究開発法人国立長寿医療研究センター耳鼻咽喉科
白川修一郎	睡眠評価研究機構，代表／国立精神・神経医療研究センター精神保健研究所客員研究員／東京都医学総合研究所客員研究員
松浦　倫子	睡眠評価研究機構，主任研究員／エス アンド エー アソシエーツ，学術主任研究員
三輪　高喜	金沢医科大学医学部耳鼻咽喉科学，教授
宮本　雅之	獨協医科大学看護学部看護医科学(病態治療)領域，教授／獨協医科大学病院睡眠医療センター
宮本　智之	獨協医科大学越谷病院神経内科，主任教授
河月　　稔	鳥取大学医学部保健学科生体制御学講座，助教
高村　歩美	鳥取大学医学部保健学科生体制御学講座，講師
田中　秀樹	広島国際大学心理学部心理学科，教授
田村　典久	東京医科大学睡眠学講座，助教
長濱　道治	島根大学医学部精神医学講座，助教
河野　公範	島根大学医学部精神医学講座，臨床助教
堀口　　淳	島根大学医学部精神医学講座，教授
白木　基之	NPO法人健康な脳づくり，世話人／ホワイトサンズ(株)，社長
田中　弘之	NPO法人健康な脳づくり，会員
田嶋　繁樹	NPO法人健康な脳づくり，理事／トモリックテクノロジー株式会社，顧問
福井　壽男	NPO法人健康な脳づくり，副理事長／山八歯材工業株式会社，顧問／元愛知学院大学歯学研究科，教授
西野　仁雄	NPO法人健康な脳づくり，理事長／名古屋市立大学，元学長・名誉教授
植田耕一郎	日本大学歯学部摂食機能療法学講座，教授

はじめに

　超高齢化社会に伴い，認知症を患う人の数が2025年には700万人を超えるという見込みが厚生労働省から推計値で発表されている．2012年時点の462万人から約1.5倍に増加することになり，65歳以上の高齢者のうち5人に1人が認知症に罹患する計算となる．さらに正常から認知症への移行状態といえる軽度認知障害も2012年時点で約400万人と推計されている．軽度認知障害の人は何もせずに放置するとほとんどが3年以内に認知症になることがわかっており，認知症に対する理解を深め，早期発見して早期治療・ケアに結びつけることがとても重要である．

　一方，24時間社会の今，人々の生活スタイルは夜型化し睡眠時間は確実に減少している．このような生活環境は，体内時計を狂わせ，正常な睡眠がとれない人々の増加を生み出し5人に1人が睡眠障害で悩んでいる．短い睡眠時間でも日常生活に問題なければよいが，実際には睡眠不足によりもたらされる影響は，肥満，高血圧，糖尿病，脳血管疾患，心臓病，精神疾患，認知機能低下など多岐にわたり，看過できるものではない．

　認知症予防には，発病を防ぐ第1次，早期発見・早期治療の第2次，進行を抑える第3次予防がある．認知症の第1次予防は，軽度認知障害が対象である．

　アルツハイマー型認知症（Alzheimer's disease；AD）では，高血圧や糖尿病などの生活習慣病がリスクを高める半面，バランスのとれた食事や適度な運動，知的活動などに予防効果があることがわかっている．さらに最近の研究から睡眠不足や睡眠障害も認知症のリスクを高めることが報告されている．

　一方，睡眠は「疲れたから眠る」といった，消極的・受動的な生理機能ではなく，もっと積極的・能動的であり，「明日によりよく活動するため」に脳神経回路の再構築（記憶向上），メンテナンス（脳内老廃物の除去）を果たしている．

　2013年に「睡眠によって脳の老廃物が洗い流されるスピードが格段に速くなる」ことが発見され，アルツハイマー病などの多くの脳疾患と睡眠との関連が注目されるようになってきた．身体の老廃物は主にリンパ管ネットワークによって血流中に排出されるが，脳にはこのリンパ組織が存在せず，代わりに，脳脊髄液が老廃物を吸収し，血液中に排出している．これらの脳内老廃物には，アルツハイマー病発症につながるとされているアミロイドβも含まれる．脳内老廃物は，脳脊髄液が脳組織を循環することで排出されるが，睡眠中は脳細胞間隙が約60％拡大し，脳脊髄液がより速く，より自由に脳内を流れるため，老廃物の排出スピードが増加する．

　最近行われた臨床試験によると，睡眠時間の減少や睡眠の質の劣化は，アミロイドβの蓄積量に影響することもわかってきた．睡眠不足が直接アルツハイマーの要因になるかはまだ明らかではないものの，睡眠による脳の浄化作用は脳の機能や体の健康を大きく左右するものであり，認知症や脳疾患の予防には脳の役割を知り，適切な睡眠を確保することが重要であるといえる．

　今回，睡眠の観点から認知症予防と診療に重点を置いて，このハンドブックを刊行することにした．認知症に関係している医療関係者のみならず，地域で認知症対策に携わっておられる方々の一助になれば幸いである．

2016年8月

宮崎総一郎

浦上　克哉

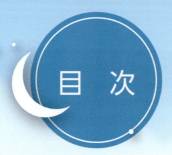

睡眠からみた認知症診療ハンドブック
―早期診断と多角的治療アプローチ―

編集 宮崎総一郎　浦上克哉

I　総　論

1. 睡眠とは ……………………………………………………………………… 宮崎総一郎　*2*
2. 認知症とは …………………………………………………………………… 浦上克哉　*8*
3. 健やかに老いるための時間老年学 ………………………………………… 大塚邦明　*10*
4. 認知症の基礎研究 …………………………………………… 遠山育夫，加藤智子　*17*

II　各　論

1. 睡眠障害と認知症 ………………………… 小曽根基裕，堀地彩奈，伊藤　洋　*32*
2. 睡眠呼吸障害と認知症 …………………… 北村拓朗，宮崎総一郎，鈴木秀明　*39*
3. 昼寝と認知症 ………………………………………………………………… 林　光緒　*44*
4. 光と認知症 ………………………………… 宮崎総一郎，大川匡子，野口公喜　*51*
5. 聴力低下と認知症 …………………………………………… 内田育恵，杉浦彩子　*58*
6. においと睡眠 ………………………………………………… 白川修一郎，松浦倫子　*65*

Ⅲ 診　断

1. 認知症の早期診断 ………………………………………………………… 浦上克哉　*70*
2. 認知症の嗅覚検査 ………………………………………………………… 三輪高喜　*78*
3. 嗅覚障害からみた認知症早期診断 ………………………… 宮本雅之，宮本智之　*84*
4. 認知症の臨床検査 ………………………………………………………… 河月　稔　*94*
5. アルツハイマー型認知症のバイオマーカー …………………………… 高村歩美　*101*

Ⅳ 治　療

1. 認知症の治療総論 ………………………………………………………… 浦上克哉　*110*
2. 睡眠衛生指導
　―地域における Sleep health promotion と施設での睡眠マネジメント―
　………………………………………………………………… 田中秀樹，田村典久　*113*
3. 薬物療法 ……………………………………………… 長濱道治，河野公範，堀口　淳　*121*
4. 運動による認知症予防 ……… 白木基之，田中弘之，田嶋繁樹，福井壽男，西野仁雄　*127*
5. 口腔衛生と認知症予防 …………………………………………………… 植田耕一郎　*137*

索　引 ………………………………………………………………………………………… *144*

I 総論

I. 総論

1 睡眠とは

I. はじめに

　24時間社会の今，人々の生活スタイルは夜型化し，睡眠時間は確実に減少している．日の出とともに起床して日中に活動し，日が沈むと休息をとるという生活が生物としてのヒトの姿である．しかし，今日の"眠らない"という状況の下，自然の昼と夜の環境とは異なった明暗サイクルで生活する機会が増えている．このような生活環境は体内時計を狂わせ，正常な睡眠がとれない人々の増加を生み出している[1]．

　さらに，人々の睡眠への欲求や関心も非常に高くなっている．睡眠深度を測定するスマートアプリ，眠りによいとされる枕やベッド，薬局で買える睡眠薬，快眠アロマテラピーなど，睡眠関連産業は2兆円以上と試算されている．

II. 睡眠の現状

　NHKが5年ごとに実施している「国民生活時間調査」によると，1960年には8時間13分であった睡眠時間は，2015年では7時間24分と，下げ止まり傾向はあるものの，この50年間で50分近く減少している．また，夜10時に寝ている率も27％と，夜型社会であることを示している[2]．

　我が国は，世界的にみても韓国に次いで最も短い睡眠時間である．短い睡眠時間でも日常生活に問題なければよいが，実際には睡眠不足によりもたらされる影響は，肥満，高血圧，糖尿病，脳血管疾患，心臓病，精神疾患，認知機能低下など多岐にわたり，看過できるものではない．

III. 適切な睡眠時間とは

　ヒトは何時間眠るのが健康にとってベストであろうか．答えは，「睡眠時間は人それぞれ．朝起きたときに疲れがなく，昼間に普通に活動できていれば，あなたの睡眠は足りているとお考えください」と患者には説明している．

　日本人の睡眠時間と死亡の危険率を調べた調査[3]では，6.5～7.5時間の睡眠時間の人が最も危険率が低く，4時間以下や9時間以上寝ている人では死亡率が1.3～1.9倍高くなっていた．短い睡眠時間がよくないことは理解できるが，長すぎる睡眠時間もリスクを高めるのはなぜであろうか．

　睡眠時間と高血圧になる危険率の関係を示した[4]ものが図I-1である．これをみると，32～59歳の若年者群では，睡眠時間が短いと高血圧リスクが高くなっていた．しかし60～86歳の高齢者群では，反対に9時間以上の長時間睡眠で高血圧リスクが高くなっていた．全年齢層でみれば，7～8時間睡眠が最も高血圧リスクが低くなるが，年齢を考慮すれば，若年者では5時間以下の短時間睡眠が，高齢者層では9時間以上の長時間睡眠が高血圧リスクを高めていた．

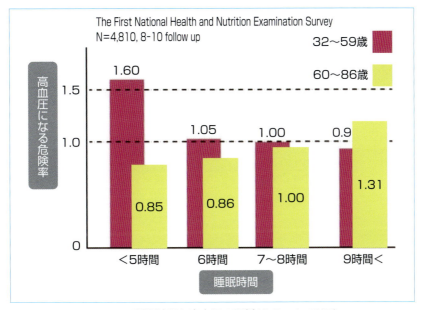

図Ⅰ-1　睡眠時間と高血圧の関係(文献4より引用)

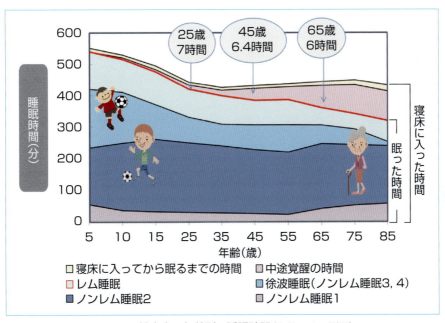

図Ⅰ-2　健康人の年齢別の睡眠時間(文献5より引用)

　図Ⅰ-2に健康人の年齢別の睡眠時間[5]を示すが，人は加齢とともに生理的に必要とする睡眠時間，または実際に眠れる時間が減少していくことがわかる．高齢者で長く寝ていた人が高血圧リスクの高い理由は，不必要に寝室での臥床時間が長いことも影響していたと推測される．一方，高齢者で睡眠時間が5～6時間の人が高血圧リスクの低い理由は，年齢相応の睡眠時間を守り，活動的であったのではないかと考えられる．

　表Ⅰ-1に，2015年にアメリカ睡眠財団から発表された，睡眠エキスパートへのインタビューによる推奨睡眠時間と許容睡眠時間[6]を提示する．これをみると，成人では健康を維持するための適切な睡眠時間として，壮年・中年では7～9時間，高齢者では7～8時間とされている．個人差を考慮した

表 I-1　推奨睡眠時間と許容睡眠時間

	推奨時間	許容時間
新生児(生後 0〜3 か月)	14〜17 時間	11〜19
乳児(4〜11 か月)	12〜15 時間	10〜18
年少の幼児(1〜2 歳)	11〜14 時間	9〜16
年長の幼児(3〜5 歳)	10〜13 時間	8〜14
就学児童(6〜13 歳)	9〜11 時間	7〜12
思春期の小児(14〜17 歳)	8〜10 時間	7〜11
青年(18〜25 歳)	7〜9 時間	6〜11
壮年・中年(26〜64 歳)	7〜9 時間	6〜10
高齢者(65 歳以上)	7〜8 時間	5〜9

(文献 6 より引用)

許容される睡眠時間は，壮年・中年では 6〜10 時間，高齢者では 5〜9 時間の幅があるとされている．個人の体質によって睡眠の多様性があることを考慮し，個々人に合った睡眠時間をアドバイスすることが大切である．

IV. 睡眠の役割

　ヒトの眠りは，「疲れたから眠る」といった消極的・受動的な生理機能ではなく，もっと積極的・能動的であり，「明日によりよく活動するため」に脳神経回路の再構築(記憶向上)，メンテナンス(脳内老廃物の除去)を果たしている．

　ヒトの脳の重さは成人男性で約 1,400 g である．脳は約千数百億個もの「ニューロン」と呼ばれる神経細胞で構成されており，ニューロンをサポートするグリア細胞はその数倍にも上ると見積もられている．器官別の重量とエネルギー消費量の割合をみると，脳はわずか 2％の重さだが，身体各所からの情報を集中的に処理し，信号を出して全身を制御するため，安静時であっても総エネルギーの 20％を消費する．脳は非常に繊細で脆弱な臓器であるため，機能が低下しやすく"連続運転"に弱い．研究によれば，16 時間以上連続して覚醒していると，脳機能は低下し，酒気帯び運転状態と同じ程度にしか機能しなくなることもわかっている．全身の司令塔である脳が機能低下すると，正常な精神活動や身体動作ができなくなり，生存が危うくなる．睡眠には疲労した脳を休息させるだけでなく，翌日に備えて修復・回復させるための機能があり，脳は睡眠をとることでしか修復・回復できない．

　また睡眠中には，成長ホルモン，メラトニン，コルチゾールといった各種ホルモンが分泌され，体内環境が整備されている．つまり，睡眠とは「脳による脳のための管理技術」であり，積極的に「脳を創り，育て，よりよく活動させる」機能であるといえる．

　2013 年に「睡眠中は脳の老廃物が洗い流されるスピードが格段に速くなる」ことが発見され，アルツハイマー病などの多くの脳疾患と睡眠との関連が注目されるようになってきた[7]．身体の老廃物は，主にリンパ管ネットワークによって血流中に排出されるが，脳にはこのリンパ組織が存在せず，代わりに脳脊髄液が老廃物を吸収し，血液中に排出している．これらの脳内老廃物には，蓄積するとアルツハイマー病の発症につながるとされているアミロイド β と呼ばれるたんぱく質も含まれる．脳内老廃物は，脳脊髄液が脳組織を循環することで排出されるが，睡眠中は脳細胞間隙が約 60％拡大し，脳脊髄液がより速く，より自由に脳内を流れるため，老廃物の排出スピードが増加する[8]．最近行われた臨床試験によると，睡眠時間の減少や睡眠の質の劣化はアミロイド β の蓄積量に影響するこ

ともわかっている．睡眠不足が直接アルツハイマー病の要因になるかはまだ明らかではないものの，睡眠による脳の浄化作用は脳の機能や体の健康を大きく左右するものであり，認知症や脳疾患の予防には脳の役割を知り，適切な睡眠を確保することが重要であるといえる．

V. 睡眠の構造と機能

　高等動物の睡眠は大きくレム睡眠とノンレム睡眠に分かれる．レム睡眠期には，まぶたの下で眼球が「キョロキョロ」と動く特徴があり，レム睡眠の名称はこの急速眼球運動（rapid eye movement；REM）の様子から名づけられている．それに対してノンレム睡眠は，レムでない睡眠（non-REM）である．成人では，ノンレム睡眠とレム睡眠とが約80～100分を1単位として時間的な構造をつくっている．基本的には，ノンレム睡眠とレム睡眠とがこの順に1対となって出現する．睡眠初期には深いノンレム睡眠が多く，睡眠後半には浅い睡眠とレム睡眠が多くなる．ノンレム睡眠は意識水準を下げるだけでなく，体温・血圧・脈拍・呼吸数などの低下とも連動して，全身を休息モードに維持する．レム睡眠期には脳が活性化し，しばしば夢をみる．また，体温や心肺機能を微調整する機能が不備なので，明け方に近づきレム睡眠が増えるにしたがってノンレム睡眠中に低下してしまった体温が上昇し，血圧や呼吸の乱れも生じる．こうして朝に向けて，全身が覚醒モードへ移行する．さらにレム睡眠期には，脳は覚醒準備状態であり，しかも外部から脳への入力が届きにくくなっているので，情報を再編成，記憶するのに有用であるとも考えられている．

　記憶には，電話をかけるときの番号など，少しの時間だけ覚えておけばよい短期記憶と，知識や経験など長時間にわたって保たれ続ける長期記憶がある．長期記憶は，宣言的記憶と手続き記憶に分かれている．宣言的記憶とは，様々な事実についての記憶であり，言葉で表すことができるものである．これに対して運動技能や習慣などに関する記憶が，手続き記憶である．これら長期記憶の統合と定着に睡眠が大きな役割を果たしているという報告が，数多くされている．手続き記憶に関する研究で代表的なもの[9]を紹介する．実験の参加者に「できるだけ速く正確に，決められた順序でキーをたたく」という課題を出し，その後，覚醒期間あるいは睡眠期間をおいた．覚醒期間をおいた場合は，成績（正しく打てた回数）に向上はみられなかったが，睡眠期間をおいた場合は，成績が飛躍的に向上した（図I-3）．このような技能向上は練習量とは関係していないことから，睡眠による技能向上は独立した過程であると考えられている．

　英単語の記憶など，宣言的記憶に関しても睡眠は関係している．24対の単語を午後10時15分～11時まで学習，記憶が60％に達した時点で学習を止め3時間睡眠をとったグループと，睡眠をとらないグループの，記憶再生の改善率をみたもの[10]である．その結果，3時間の睡眠をとったグループのほうが，眠らずに起きていたグループに比べて明らかに記憶再生がよいことがわかっている（図I-4）．

VI. 睡眠とアミロイドβ

　睡眠不足や質の悪い睡眠は，認知症の促進因子となることが報告されている．逆に，質のよい睡眠は抑制因子となる．図I-5に，睡眠障害とアミロイドβ沈着，アルツハイマー型認知症発症の関係模式図[11]を示す．

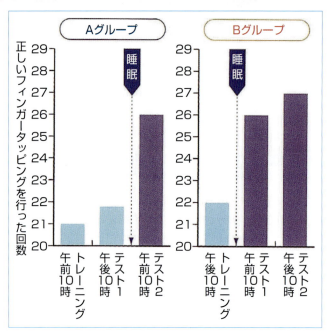

図Ⅰ-3　眠りで技能記憶が向上（文献9より引用，改変）

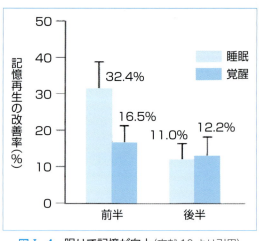

図Ⅰ-4　眠りで記憶が向上（文献10より引用）
前半群：午後10時15分～午後11時に学習し，成績が基準（60％）に達したら午後11時に消灯，3時間後に覚醒，テスト
後半群：午後11時に消灯，3時間睡眠後起床，15分後に学習し，基準に達したら消灯，3時間睡眠後に覚醒，再テスト

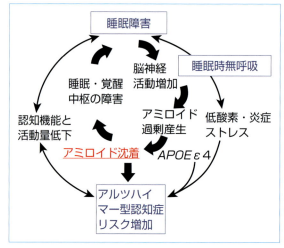

図Ⅰ-5　睡眠障害とアルツハイマー型認知症発症の関係
（文献11より引用）

　45～75歳の健常者145名を対象に，睡眠の質とアルツハイマー型認知症の初期段階の関係をみた研究[11]では，睡眠効率（睡眠時間を臥床時間で割った値％）が悪い場合は，正常者に比べて最大5.6倍（p＝0.06）もアミロイドβ沈着の危険性があったとしている．平均年齢76歳の成人70名を対象にした睡眠とアミロイドβ沈着の関連をみた研究では，睡眠時間の短いことがアミロイドβ沈着に関係あると報告されている[12]．また40～60代の男性26名を対象に，実験的に24時間覚醒を続けると，通常の睡眠をとった場合に比較して脳脊髄液中のアミロイドβ42が増加し，アルツハイマー型認知症のリスク要因になると推測している[13]．

Ⅶ. おわりに

　健康に毎日を過ごし，仕事に取り組んでいくためには快適な睡眠の確保が重要である．しかし，現代は24時間社会となり，夜と昼の区別がつかなくなり，超過勤務や交代勤務などにより睡眠時間を十分にとれない，睡眠をとろうとしても眠れないといった睡眠障害に悩まされる場合が多くなっている．

　睡眠の生理的な役割は脳の保護，メンテナンスである．睡眠不足や睡眠障害は長期にわたると，健康を損ない，生活習慣病のみならず認知機能低下，脳の非可逆的な変化を起こす原因となることがある．

　認知症診療にあたっては，睡眠の役割や機能について十分理解しておくことが必要である．

（宮崎総一郎）

文　献

1) 宮崎総一郎：睡眠と健康：8，放送大学教育振興会，2013．
2) NHK放送文化研究所：2015年国民生活時間報告書，NHK放送文化研究所(http://www.nhk.or.jp/bunken/research/yoron/pdf/20160217_1.pdf)
3) Tamakoshi A, et al：Self-reported sleep duration as a predictor of all-cause mortality：results from the JACC study, Japan. Sleep, 27：51-54, 2004.
4) Gangwisch JE, et al：Short sleep duration as a risk factor for hypertension：analyses of the first National Health and Nutrition Examination Survey. Hypertension, 47：833-839, 2006.
5) Ohayon MM, et al：Meta-analysis of quantitative sleep parameters from childhood to old age in healthy individuals：developing normative sleep values across the human lifespan. Sleep, 27：1255-1273, 2004.
6) Hirschkowitz M, et al：National Sleep Foundation's sleep time duration recommendations：methodology and results summary. Sleep Health, 1：40-43, 2015.
7) Nedergaard M：Garbage truck of the brain. Science, 340：1529-1530, 2013.
8) Xie L, et al：Sleep drives metabolite clearance from the adult brain. Science, 342：373-377, 2013.
9) Walker M, et al：Practice with sleep makes perfect：sleep-dependent motor skill learning. Neuron, 35：205-211, 2002.
10) Plihal W, et al：Effects of early and late nocturnal sleep on declarative and procedural memory. J Cogn Neurosci, 9：534-547, 1997.
11) Yo-El SJ, et al：Sleep quality and preclinical Alzhemer disease. JAMA Neurol, 70：587-593, 2013.
12) Spira AP, et al：Self-reported sleep and β-amyloid deposition in community-dwelling older adults. JAMA Neurol, 70：1537-1543, 2013.
13) Ooms S, et al：Effect of 1 night of total sleep deprivation on cerebrospinal fluid β-amyloid 42 in healthy middle aged men：a randomized clinical trial. JAMA Neurol, 71：971-977, 2014.

2 認知症とは

I. 認知症の概念と定義

　認知症とは，「一度発達した認知機能が後天的な障害によって持続的に低下し，日常生活や社会生活に支障をきたすようになった状態」をいう．先天的な障害による認知機能低下は該当しない．

　現在の定義の問題点としては，日常生活や社会生活に支障をきたすといっても，個々人によって全く異なることである．退職し仕事もなく，家庭での生活がなんとか営めればよい人は，かなり認知機能が低下するまで日常生活に支障はないということになる．一方，仕事をしており高度なレベルの判断を要求される人は，軽度の認知機能低下でも社会生活に支障をきたすようになる．例えば，認知機能検査で両者は同じ程度の点数であったとしても，前者は認知症と診断されず，後者は認知症と診断されることになる．脳の中での病的変化は同じであっても，その人の置かれている生活環境によって診断が変わってくるため，非科学的な概念といわざるを得ない．この点が，認知症の概念と定義の大きな課題である．

II. 現在の認知症の診断基準

　国際疾病分類10版（ICD-10），アメリカ精神医学会精神医学診断統計便覧第4版（DSM-IV），the National Institute of Neurological and Communicative Disorders and Stroke and the Alzheimer's Disease and Related Disorders Association（NINCDS-ADRDA）などの診断基準が汎用されてきた．

III. 軽度認知障害（mild cognitive impairment；MCI）の概念と定義

　MCIはPetersenらMayo Clinicのグループ[1]により提唱された概念で，認知症の早期発見を目指したものである．MCIとは，もの忘れが増えてきており正常とはいえないが，まだ日常生活や社会生活に支障をきたしておらず，認知症の診断基準は満たしていないという境界域を意味するものである．具体的には，①自覚的な記憶障害の訴えがある，②客観的にも記憶障害が存在する，③記憶障害以外の高次機能障害がない，④日常生活動作は保たれている，⑤認知症の診断基準を満足しない，というものでClinical Dementia Rating（CDR）のスコアでは0.5に相当するとされている．その後，この基準に対していろいろな批判が出て，MCIをより詳細に分類して定義の改訂がなされた[2]．しかし，MCIはもともと境界域を表すあいまいな概念であり，筆者はそれを明確に定義しようとすること自体無理があると考える．筆者はPetersenが最初に報告したamnestic MCIの定義を臨床現場では用いており，また日本では多くの専門医がそう考えているようである[3]．

Ⅳ. 認知症の概念と定義の改定

　認知症の診断基準である ICD-10, DSM-Ⅳ, NINCDS-ADRDA などは改定作業がなされ，新しい診断基準が提唱されている．

　これまでの認知症の診断基準は，作成のコンセプトが早期診断には置かれていなかった．対症療法薬がない時代に作成されたものであり，ある程度誰がみても間違いないという確実例を診断するためのものであった．MCI という概念が提唱され，認知症への早期診断への意欲が示された．しかし，ここでの問題点は，MCI の定義が「認知症ではない」というものであり，ここでいう認知症の診断基準が早期診断を考えたものでないため，多くの早期認知症が MCI の概念に含まれてしまっていた．

　診断基準の改定作業が行われ，ICD-10 は ICD-11 に，DSM-Ⅳ は DSM-V に，NINCDS-ADRDA も改定された．いずれの診断基準も，改定版のコンセプトは早期診断を強く意識しており，画像検査（CT/MRI，SPECT），バイオマーカー（髄液中アミロイドβ蛋白，髄液中リン酸化タウ蛋白）などが参考所見として組み込まれている．詳しくは原著を参照されたい．NINCDS-ADRDA の改定に関する論文はすでに出版され，アルツハイマー病の診断に関する論文[4]，MCI の診断に関する論文[5]，アルツハイマー病発症前段階に関する論文[6]などもすでに出されている．特に興味深いのは，アルツハイマー病発症前段階（preclinical AD）という概念が提唱されたことである．これは臨床現場で用いるものではなく，臨床研究や疾患修飾薬開発の治験で用いるものである．いずれにしても，その詳細は文献を参照していただきたい．

Ⅴ. おわりに

　早期診断を意図した診断基準が作成され，今後認知症も早期診断・早期治療が推進されることを強く期待している．

（浦上克哉）

文　献

1) Petersen R, et al：Mild cognitive impairment；Clinical characterization and outcome. Arch Neurol, 56：303-308, 1999.
2) Winblad B, et al：Mild cognitive impairment；Beyond controversies, towards a concensus-Report of the International Working Group on mild cognitive impairment. J Intern Med, 256：240-246, 2004.
3) 浦上克哉：専門医は MCI をこうとらえている―双方向セッション―．老精医誌，20（増刊号）：30-34，2009．
4) McKhann GM, et al：The diagnosis of dementia due to Alzheimer's disease：Recommendations from the National Institute on Aging and the Alzheimer's Association workgroup. Alzheimer's & Dementia, 2011：1-7, 2011.
5) Albert MS, et al：The diagnosis of mild cognitive impairment due to Alzheimer's disease：Recommendations from the National Institute on Aging and Alzheimer's Association workgroup. Alzheimer's & Dementia, 2011：1-10, 2011.
6) Sperling RA, et al：Toward defining the preclinical stages of Alzheimer's disease：Recommendations from the National Institute on Aging and the Alzheimer's Association workgroup. Alzheimer's & Dementia, 2011：1-13, 2011.

I. 総論

3 健やかに老いるための時間老年学

I. はじめに

　最近，時計遺伝子や時計蛋白が発見され，時計機構と加齢・老化・寿命にかかわる研究成果が輩出している[1)～6)]．超高齢社会に移行しようとする今，健康長寿をもたらすキーワードとして，老化と寿命に果たす時計機構の意義を考察してみたい．

II. 健やかに老いるための時間老年学

1. 時計振動をつかさどる時計遺伝子

　1971年，ショウジョウバエで初めて，生物時計（概日時計）の発振が遺伝子レベルで規定されていることが明らかにされた[7)]．1984年それがクローニングされ，1997年以降，ヒトを含む哺乳類の時計機構までもが明らかにされている．いまや地球上に住む生物のすべてに生物時計があり，時計遺伝子によって発振されていることが明らかにされている．時計振動をつかさどる遺伝子は種によってその分子は異なるが，共通の発振原理で発信されている．少数の遺伝子（コア時計遺伝子）によって，転写と翻訳過程を含んだネガティブフィードバックにより振動（コアループ）が引き起こされている．

2. コアループを保護する補助ループ

　コアループには補助ループが多重に連結している．その1つが，核内受容体のRev-erbαとRORE配列を主体とする安定化ループ（stabilizing loop）である．Rev-erbsとRORsは，コアループのうち転写の促進を担う *Clock/Bmal1* を介して時計制御に強く連関する．一方，脂質・リポ蛋白代謝，脂肪産生，血管の炎症の調節に関与しているとともに，エネルギーホメオスターシスを調節するいくつかの核内受容体ともクロストークしている．それゆえ，Hastingsら[8)]は，Rev-erbsとRORsは，時計機構の出力と代謝のプロセスとの相互協調作用の中心的役割を担っていると解説した．時計遺伝子が，時計機構とともに様々なnon-clock functionを担っている所以がここにある．

　今では，日周発現する遺伝子群はSCNにだけではなく，肝臓・腎臓・心臓・血管など，ほとんどの末梢組織に存在することが明らかにされている．生体は多重の階層構造として一体となって，生体のサーカディアンリズムを構築している．ヒトにおいては，数十兆の大部分の細胞で，分子時計（コアループ）が回っていることになる（図I-6）．

3. エピジェネティックな時計機構

　最近，転写因子がクロマチンヒストン蛋白質を修飾し，それに伴いクロマチン構造が変化するというエピジェネティックな現象のかかわりが注目されている．時計蛋白CLOCKは，ヒストン蛋白質をアセチル化するアセチル化酵素（ヒストンアセチルトランスフェラーゼ）であり[9)]，長寿に関連する遺伝子として脚光を浴びているサーチュイン1（SIRT1）は，ヒストン蛋白質を脱アセチル化する脱アセチル化酵素である[10)]．すなわち，CLOCKが時計遺伝子から時計蛋白への合成を促進し，SIRT1がそ

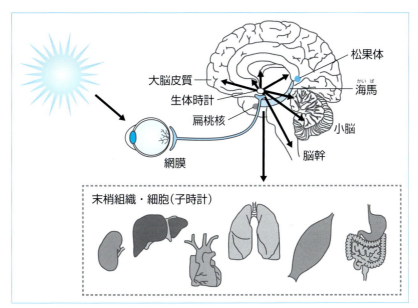

図Ⅰ-6　時計機構の多重の階層構造

れを抑制することによりサーカディアンリズムを創出している.

　一方,SIRT1をノックアウトした変異体では,振幅の大きいサーカディアンリズムがみられなくなることから,カリフォルニア大学のサソネ・コルシと Nakahata ら[11]は,強いサーカディアンリズムを創り出すにはSIRT1が必須であると考えた.SIRT1はCLOCKと相互作用しつつ,NAD^+のエネルギーを用いて細胞代謝のリズムを時計のリズムに変換する変換器であるとともに,サーカディアンリズムの増幅器のようなものであるとの仮説である.今では,時計機構のほぼ全貌が明らかにされている.コアループを中心に,複雑な転写・翻訳のネットワークが形成され,概日振動が作りだされている(図Ⅰ-7).

4. 時計遺伝子と加齢・老化・寿命

　概日時計/時計遺伝子は老化にもかかわっている(図Ⅰ-8).加齢とともに,時計遺伝子 Clock の mRNA の発現が低下するが,一方,Clock に異常があると,老化の進行が速い.Clock 欠損マウスの寿命が野生マウスよりも15％短く,最高寿命も20％以上短かい.時計蛋白CLOCKの欠損マウスでも同様で,白内障や皮膚炎などの病的老化が生活年齢よりも早く現れる.

　時計遺伝子 Clock と同様に,Bmal1 の mRNA 発現量も加齢とともに低下する.時計蛋白BMAL1の欠損マウスでも,病的老化の所見が数多くみられる[13].筋肉量の減少と線維化(サルコペニア),骨粗鬆症,白内障,内臓脂肪・皮下脂肪の減少,組織・器官の萎縮,貧血など,老化の所見が野生マウスよりも早期に現れる.寿命も短い.野生マウスの寿命が120週以上であるのに比し,わずかに37週である.時計蛋白BMAL1は糖代謝や脂質代謝のホメオスターシスを統括する役割を担っている.遺伝子に影響するほどのストレスをも緩和する作用がある[14].それゆえBMAL1が欠損すると,これらの働きが消失し,老化が早期に現れるのであろうと推察されている.

　時計遺伝子 Per と老化とのかかわりに関しては,まだ不明の点が多い.例えば,時計遺伝子 Per1,Per2 の欠損マウスでも,月齢12〜14か月頃から早期に老化が始まり,生殖能が低下し軟部組織が消失し亀背になるが,この早期老化は時計蛋白BMAL1の低下に由来する.一方,時計遺伝子 Cry の場合は,Cry1 と Cry2 の喪失でむしろ発癌が予防され,寿命も延びる.このように時計機構と老化とのかかわりは,まだすべてが明らかにされたわけではない.

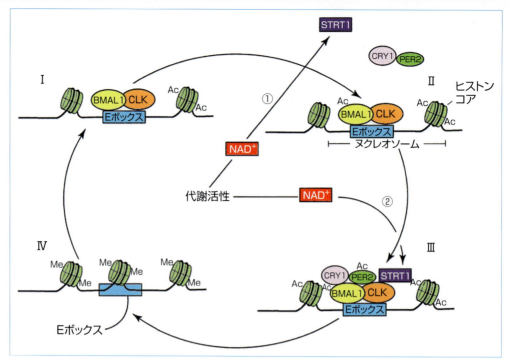

図Ⅰ-7 時計機構のエピジェネティクス

時計遺伝子による概日リズムと並行して観察されるクロマチンのリズミカルな構造の変化[12]．アセチル化の周期的変動とクロマチン再編成が，サーカディアン周期のリズミカルな転写制御の基礎である．アセチル化による転写の活性化と，脱アセチル化による転写活性化の抑制とが協同して，転写のリズムを制御している．ヒストンコアがアセチル化（図中Ⅰ），あるいは脱アセチル化（図中Ⅲ）されると，クロマチンの構造がリズミカルに変化していく．CLOCK/BMAL1-CRY1/PER2 複合体に SIRT1 が結合すると，BMAL1 と PER2 は脱アセチル化され，時計遺伝子のリズムが抑制される（図中Ⅲ）．このリズム抑制は，ヒストンのメチル化によってももたらされる（図中Ⅳ）．

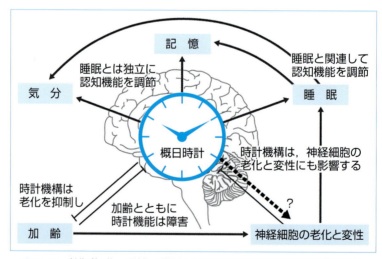

図Ⅰ-8 老化（気分・記憶・睡眠・神経細胞の老化と変性）を調節する概日時計と時計機構の老化

5. 加齢と老化に伴う概日光受容機構の変化

　加齢の影響は，まず網膜の光受容に現れる．高齢マウスの網膜には，形態学的に目につくほどの異常はなく，網膜からSCNへの神経分布に明らかな異常がみられなくても[15]，光同調の感度は高齢マウスでは，すでに若齢マウスの1/20未満にまで低下している[16]．

　概日リズムの光同調は，網膜にある光受容蛋白質メラノプシンが担当している．哺乳類においては，メラノプシンは光感受性網膜神経節細胞に局在し，概日リズムの光調節や瞳孔反射にかかわる光受容蛋白質である．SCN培養切片での知見では，光同調に関連する神経化学物質(グルタミン酸，NMDA，ヒスタミン)や，行動に同調して生体リズムの位相を変える神経化学物質(セロトニン，GABAアゴニスト)の活性が低下する[17]．高齢者にみられるサーカディアンリズムの乱れは，加齢とともに現れてくる光同調感度の低下が，その主たる原因であることを示している．

6. 生体時計と代謝

　SCNは情報伝達系を活性化し，代謝活性の概日リズムを醸し出している[18]．脂質や糖質の代謝に関与する数多くの核内受容体に働き，その発現周期に概日リズムを表出する[19,20]．その結果，代謝にかかわる多くのホルモンは，明瞭な概日振動を示す．食欲を抑制し異化を促進するレプチンも，明瞭なサーカディアンリズムを示し，ヒトでは睡眠中にそのピークがある．SCNの時計細胞には，レプチンとグレリンを受容する受容体が存在し，レプチンとグレリンはそこに作用して，SCNの時計機構に影響しその働きを調節する[21,22]．

　時計遺伝子 *Clock* の変異マウス(ホモC57BL/6J *Clock*$^{\triangle 19}$)では，摂食リズムの振幅が著しく減衰し，多食，肥満，メタボリック症候群となり，高レプチン血症，高脂血症，肝steatosis，高血糖を呈する[23]．*Bmal1*$^{-/-}$ノックアウトマウスでは，糖やトリグリセライドの日内変動幅が減衰し，糖新生はほとんどみられない[24]．肝特異的に *Bmal1* をとり除くと，肝末梢時計機構が障害され，空腹時の低血糖エピソードが増え，糖クリアランスが著しく亢進し，肝臓における糖調節関連遺伝子のリズミカルな発現様式が消失する[25]．このようにエネルギーのホメオスターシスの維持には，時計遺伝子を基本とする概日時計機構が重要な任務を担っている．

　代謝のサーカディアンリズムを創出する時計機構の実態を，Froyは2011年の総説で以下のごとく総括している[14]．

　1) 脂肪生成とともに誘導されるREV-ERBαは，*Bmal1* 発現を抑制する調節因子である．

　2) RORαは *Bmal1* 発現を促進する調節因子であり，脂肪生成や骨格筋への脂肪蓄積を調節する．

　3) CLOCK：BMAL1二量体は，*Rev-erbα* と *Rorα* の発現を調節する．

　4) 脂質とリポ蛋白の代謝に関与するPPARαは，*Bmal1* のプロモーター領域に直接結合し，一方，CLOCK：BMAL1二量体はPPARαの発現を調節する．

　5) *Bmal1*$^{-/-}$の胎芽由来の線維芽細胞では，デキサメタゾンやインスリンに曝露されたとき，脂肪生成が起こりにくい．

　6) PGC-1αはPPARγの共同賦活体であり，オーファン核受容体であるRORファミリーを活性化し，時計遺伝子 *Bmal1* と *Rev-erbα* の発現を促進し，エネルギー代謝を調節している．PGC-1α欠損マウスでは，活動量，体温，代謝率の概日リズムが乱れてしまう．

　7) アデノシン単リン酸活性化蛋白キナーゼ(AMPK)は，細胞における低エネルギー栄養状態を感知するセンサーであり，リン酸化することでカゼインキナーゼ1ε(CK1ε)を活性化する．活性化されたCK1εは時計蛋白PERをリン酸化し，不安定な状態をもたらし分解する．その結果，概日リズム

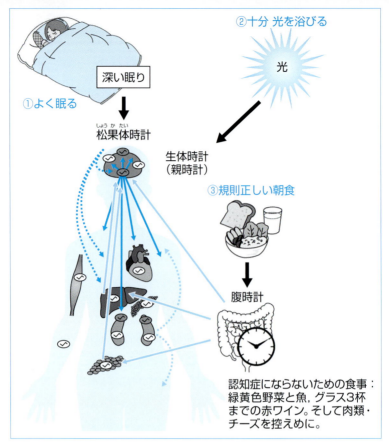

図Ⅰ-9　健やかに老いるための生活習慣
午前中に十分な光を浴び，規則正しく食し，不眠への介入を図ることこそ，乱れた生体リズムを回復させる基本である．

の位相が前進する．

8）AMPK が刺激されると時計蛋白 CRY1 はリン酸化が進み，不安定となり，概日リズムが崩れていく．

9）哺乳類においてラパマイシンが作用する標的部位(mTOR)は，インスリンや各種成長因子あるいは細胞分裂などからの情報入力を統括し，細胞の栄養やエネルギーレベルを感知する部位として注目されている．この mTOR の働きは，SCN への光の入力により変化する．

10）代謝を調節する主要因子と目されている SIRT1 は，時計蛋白 CLOCK に直接作用し，BMAL1 と PER2 を脱アセチル化する．

興味深いことに，メトフォルミンで AMPK を[26]，あるいはレズベラトロールで SIRT1 を活性化したとき[27]，そしてラパマイシンで mTOR を阻害すると[28]，いずれも寿命が延長する．概日時計機構と代謝経路とは相互に連絡し，それぞれが調和を保ちつつ効率よく機能したときに，長寿が醸し出されることを示唆している．

7. 健やかに老いるために必要とされる不眠への介入

時計遺伝子研究が進み，不眠と生体リズムとのかかわりが注目されている(図Ⅰ-9)．朝型・夜型の生活活動，睡眠相前進症候群や睡眠相後退症候群に，時計遺伝子多型が関与していること，不眠と飲酒量とのかかわり，時計機構とメラトニンと生活習慣病とのかかわりが明らかにされている[29]．午前中に十分な光を浴び，規則正しく食し，不眠への介入を図ることこそ，乱れた生体リズムを回復さ

せ，健やかに老いるための基本である．

　また，筆者らのフィールド医学研究[4)5)]では，不眠が生活習慣病の発症・増悪をもたらし，発癌までも促進することを観察してきた．人は皆，風土や文化が異なる背景の中で生活している．それゆえ，正しい医療のあり方とは，文化人類学的な立場で総合的に健康を見つめることであろう．

III．おわりに

　近年，体内時刻という概念が話題になっている．血管や心臓，あるいは腎臓や肝臓など，それぞれの細胞が示す時刻のことである．それがSCNと同調して正しい時刻を刻んでいるか，1回の採血で読めるようになった．体内時刻のずれは組織ごとに異なる．時計遺伝子の視点から加齢と老化を的確に評価し（すなわち，時間診断），生体リズムを調整（時間治療）し，健康寿命を改善するというオーダーメイド医療．それが実行できる日が，すぐそこまで来ている．

（大塚邦明）

文　献

1) Castanon-Cervantes O, et al：Dysregulation of inflammatory responses by chronic circadian disruption. J Immunol, 185：5796-5805, 2010.
2) Mavroudis PD, et al：Systems biology of circadian-immune interactions. J Innate Immun, 5：153-162, 2013.
3) Scheiermann C, et al：Circadian control of the immune system. Nat Rev Immunol, 13：190-198, 2013.
4) 大塚邦明：時間内科学：325，中山書店，2013.
5) 大塚邦明：健やかに老いるための時間老年学：261，ミシマ社，2014.
6) 大塚邦明：時間医学とこころの時計：231，清流出版，2015.
7) Konopka RJ, et al：Clock mutants of *Drosophila melanogaster*. Proc Natl Acad Sci USA, 68：2112-2116, 1971.
8) Hastings M, et al：Circadian clocks：regulators of endocrine and metabolic rhythms. J Endocrinol, 195：187-198, 2007.
9) Hirayama J, et al：CLOCK-mediated acetylation of BMAL1 controls circadian function. Nature, 450：1086-1090, 2007.
10) Imai S, et al：Transcriptional silencing and longevity protein Sir2 is an NAD-dependent histone deacetylase. Nature, 403：795-800, 2000.
11) Nakahata Y, et al：The NAD+-dependent deacetylase SIRT1 modulates CLOCK-mediated chromatin remodeling and circadian control. Cell, 134：329-340, 2008.
12) Belden, et al：SIRT1 is a circadian deacetylase for core clock components. Cell, 134：212-214, 2008.
13) Kondratov RV, et al：Early aging and age-related pathologies in mice deficient in BMAL1, the core component of the circadian clock. Genes & Development, 20：1868-1873, 2006.
14) Froy O：Circadian rhythms, aging, and life span in mammals. Physiology, 26：225-235, 2011.
15) Oster H, et al：Loss of circadian rhythmicity in aging mPer1-/1 mCry2-/- mutant mice. Genes Dev, 17：1366-1379, 2003.
16) Zhang Y, et al：Effects of aging on lens transmittance and retinal input to the suprachiasmatic nucleus in golden hamsters. Neurosci Lett, 258：167-170, 1998.
17) 寺北明久：概日リズムの光同調に関わる光受容タンパク質メラノプシン．時間生物学，14：21-28，2008.
18) Froy O：Metabolism and circadian rhythms：implications for obesity. Endocr Rev, 31：1-24, 2010.
19) Yang X, et al：Nuclear receptor expression links the circadian clock to metabolism. Cell, 126：801-810, 2006.

20) Zvonic S, et al : Characterization of peripheral circadian clocks in adipose tissues. Diabetes, 55 : 962-970, 2006.
21) Prosser RA, et al : Leptin phase-advances the rat suprachiasmatic circadian clock in vitro. Neurosci Lett, 336 : 139-142, 2003.
22) Yannielli PC, et al : Ghrelin effects on the circadian system of mice. J Neurosci, 27 : 2890-2895, 2007.
23) Turek FW, et al : Obesity and metabolic syndrome in circadian Clock mutant mice. Science 308 : 1043-1045, 2005.
24) Rudic RD, et al : BMAL1 and CLOCK, two essential components of the circadian clock, are involved in glucose homeostasis. PLoS Biol, 2 : e377, 2004.
25) Lamia KA, et al : Physiological significance of a peripheral tissue circadian clock. Proc Natl Acad Sci USA, 105 : 15172-15177, 2008.
26) Anisimov VN, et al : Metformin slows down aging and extends life span of female SHR mice. Cell Cycle, 7 : 2769-2773, 2008.
27) Wood JG, et al : Sirtuin activators mimic caloric restriction and delay ageing in metazoans. Nature, 43 : 686-689, 2004.
28) Harrison DE, et al : Rapamycin fed late in life extends lifespan in genetically heterogeneous mice. Nature, 460 : 392-395, 2009.
29) Scheer FAJL, et al : Daily nighttime melatonin reduces blood pressure in male patients with essential hypertension. Hypertension, 43 : 192-197, 2004.

4 認知症の基礎研究

I. はじめに

　認知症患者数は，世界中で増加している．国際アルツハイマー病協会（Alzheimer's Disease International）による 2014 年の報告書によれば，2013 年における認知症患者数は全世界で推定 4,400 万人であり，その数は 2020 年には 7,600 万人，2050 年には 1 億 3,500 万人になると予測されている[1]．現在は，高齢化の進んでいる欧米や日本などの先進国に認知症患者が多いが，今後は，経済発展の著しいアジア太平洋地域の発展途上国で急速に増加すると予測されており，アジア太平洋地域での認知症対策の重要性が指摘されている[1]～[3]．日本の認知症患者数については，調査によって多少のばらつきがあるが，2013 年に出された厚生労働省の報告書によれば，2012 年時点での我が国の認知症患者数は 462 万人（65 歳以上の高齢者の 15％），認知症予備軍である軽度認知障害患者数 400 万人（65 歳以上の高齢者の 13％）と推定されている[4]．我が国の認知症患者数は今後も増加し，2025 年には約 700 万人に達すると予測されている[5]．

　認知症は様々な疾患によって引き起こされるが，約 60～70％ がアルツハイマー病と考えられており[6]，認知症の解決にはアルツハイマー病の克服が最も重要といえる．認知症の基礎研究においても，アルツハイマー病を対象にした研究に従事する研究者が最も多く，病態解明もアルツハイマー病で進んでいる．そこで本稿では，アルツハイマー病を中心に認知症の基礎研究について解説する．

II. アルツハイマー病

1. アルツハイマー病の神経病理と分子病態

　アルツハイマー病という病名は，世界で最初に症例を報告したドイツの精神科医であり神経病理学者であった Alois Alzheimer 博士の名前に由来する[7]．Alzheimer 博士は，1906 年に最初の症例をドイツの学会で報告し，1907 年に論文発表している[8]．その論文には，アルツハイマー病の特徴的な神経病理所見として，老人斑と神経原線維変化の写真と詳細なスケッチが掲載されている．現在でもなおアルツハイマー病の鑑定診断は，剖検脳を用いた神経病理学的診断によってなされている[9][10]．老人斑の主成分は，ベータアミロイドペプチド（$A\beta$）の凝集体であり（図 I-10-a），神経原線維変化の主成分は，異常にリン酸化されたタウ蛋白である（図 I-10-b）．

　老人斑の主成分である $A\beta$ はアミロイド前駆体蛋白（amyloid precursor protein；APP）から，β-セクレターゼと γ-セクレターゼという 2 種類の酵素によって産生される（図 I-11）．β-セクレターゼは，まず N 端側を切断し，次に C 端側が γ-セクレターゼによって切断されて $A\beta$ が生じる[11]．γ-セクレターゼは切断部位の特異性が低いため，切断箇所にばらつきがあり，40 個のアミノ酸からなる $A\beta40$，42 個のアミノ酸からなる $A\beta42$，43 個のアミノ酸からなる $A\beta43$ など，長さの異なる $A\beta$ が産生される[12]．なお，γ-セクレターゼが切断するタンパク質は，APP だけではないことに注意する

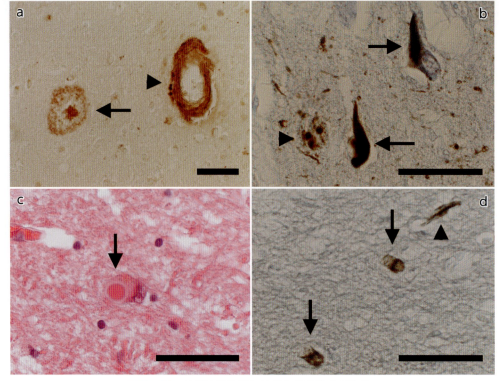

図Ⅰ-10　神経変性疾患にみられる細胞内封入体
a：アルツハイマー病患者の側頭葉皮質における老人斑（矢印）とアミロイド血管症（矢頭）．ベータアミロイド抗体を用いた免疫組織化学
b：アルツハイマー病患者側頭葉皮質における神経原線維変化（矢印）と変性神経突起（矢頭）．リン酸化タウ蛋白抗体を用いた免疫組織化学
c：パーキンソン病患者の中脳黒質にみられたレビー小体（矢印）．HE 染色．周囲を白い Halo で囲まれ赤く濃染する丸い封入体
d：前頭側頭葉変性症患者の側頭葉皮質における TDP-43 陽性の細胞内封入体（矢印）と変性神経突起（矢頭）．リン酸化 TDP-43 抗体を用いた免疫組織化学．スケール＝100 μm

必要がある．その代表的なタンパク質が Notch である[12]．一方，α-セクレターゼによって APP が切断される経路もあり，α-セクレターゼ切断が起こると Aβ は産生されない（図Ⅰ-11）．

　Aβ は正常脳でも産生されており，シナプス機能などに重要な役割を果たしていると推測されている．この Aβ が凝集すると神経毒性が出現する．ただし，老人斑の数や脳内の不溶性 Aβ 量は，認知機能障害と比例しない[13)〜15)]．一方，可溶性の Aβ オリゴマーは，強い酸化ストレスを生じ神経毒性を示す[16)17)]．Aβ オリゴマーによる酸化ストレスには，35 番目のメチオニンが重要であると報告されている[18)19)]．

　老人斑の数は認知症の重症度に比例しないのに対し，神経原線維変化の数は認知症の重症度に比例する[20]．この点は，老人斑と神経原線維変化の病理学的意義を考える上で重要である．神経原線維変化の主成分は，異常にリン酸化されたタウ蛋白である[20]．

　タウ蛋白は神経軸索内の微小管結合蛋白で，微小管の重合を促進したり安定化したりする．選択的スプライシングで，複数のアイソフォームを形成するが，微小管に結合する繰り返し配列の数により，3 リピートタウと 4 リピートタウに大別される．アルツハイマー病の神経原線維変化には，3 リピートタウと 4 リピートタウの両方が存在する[21]．タウ蛋白の異常なリン酸化がどのように生じるのか，リン酸化酵素の同定など重要な課題である．これまでにタウ蛋白のリン酸化酵素として，ERK，

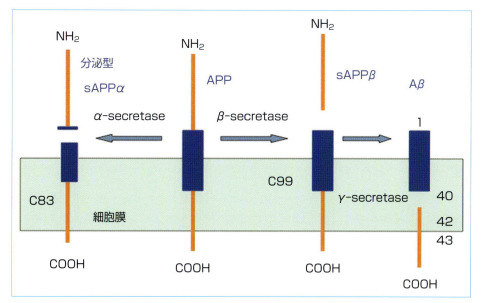

図Ⅰ-11　ベータアミロイドペプチド（Aβ）の産生経路
Aβは，アミロイド前駆体たんぱくから，β-セクレターゼとγ-セクレターゼによって切断されて産生される．α-セクレターゼによって切断を受けると，Aβは産生されない．

GSK3βおよびCdk5などが報告されている[21)22)]．

　アルツハイマー病の神経原線維変化は移行嗅内皮質に始まり，一定の伝播様式が認められる．BraakのStage分類によれば，StageⅠでは，神経原線維変化は移行嗅内皮質のみに出現し，StageⅡで嗅内皮質全体に広がる．StageⅢで海馬に進展し，StageⅣでは海馬に多数認められ，新皮質にも出現する．StageⅤになると新皮質連合野に多数出現し，StageⅥになると新皮質一次野にも多数の神経原線維変化が認められる[23)]．

　最近，Aβオリゴマーによる酸化ストレスとタウのリン酸化との関連が注目されている[24)]．Aβオリゴマーによる酸化ストレスは，タウ蛋白のリン酸化酵素を亢進させる[25)]．一方，Aβオリゴマーはタウ蛋白の脱リン酸化酵素の1つであるcalcineurinの活性を抑制する[26)]．Aβオリゴマーによる酸化ストレスが，アミロイド病変からタウ病変につながる1つの因子になっている可能性が指摘されている[24)]．

　アルツハイマー病における神経細胞死に関しては，前脳基底部に細胞体を有し，大脳皮質や海馬に投射するアセチルコリン作動性神経（コリン神経）の細胞脱落がよく知られている[27)]．この神経回路が障害されると，学習・記憶障害が生じる．アルツハイマー病の大脳皮質では，神経伝達物質のアセチルコリンが著減している．アルツハイマー病の治療薬であるコリンエステラーゼ阻害薬は，アセチルコリンの分解を抑えて，大脳皮質のアセチルコリン含有量を増加させる．ただし，アルツハイマー病における神経細胞死はアセチルコリン作動性神経に限ったことではなく，大脳皮質の神経細胞や脳幹のモノアミン神経系など，広範に認められる．アルツハイマー病における神経細胞死の原因としては，Aβオリゴマーによる神経毒性，神経原線維変化の蓄積による機能障害，酸化ストレス，炎症反応など，様々な仮説が提唱されているが，いまだに不明な点が多い．

2．アルツハイマー病の分子遺伝学とアミロイド（カスケード）仮説

　アルツハイマー病の主たる神経病理学的特徴は，老人斑，神経原線維変化および神経細胞死である．それでは，老人斑，神経原線維変化および神経細胞死はどのような順番で起こってくるのであろうか？　その答えとなる発見が，家族性アルツハイマー病の分子遺伝学的研究によりもたらされた．家

表 I-2　家族性アルツハイマー病の原因遺伝子

遺伝子 (染色体座位)	コードするタンパク質の機能	変異の機能的意義	文献
APP (21q21.3)	アミロイド前駆体蛋白	Aβの産生増加	28
PSN1 (14q24.2)	プレセニリン1蛋白 (γ-セクレターゼの構成タンパク質)	Aβの産生増加	30
PSN2 (1q42.13)	プレセニリン2蛋白 (γ-セクレターゼの構成タンパク質)	Aβの産生増加	31

族性アルツハイマー病は，アルツハイマー病患者の10％以下とされるが，特定の遺伝子変異によってアルツハイマー病を発症する．表 I-2 にこれまでに発見された3つの原因遺伝子を示す．最初に発見されたのは，アミロイド前駆体蛋白(amyloid precursor protein；APP)をコードする *APP* 遺伝子の変異である[28]．家族性アルツハイマー病の家系でみられる *APP* 遺伝子変異は，Aβの産生を増加させることがわかり，脳内でのAβ量の増加がアルツハイマー病の最初の病態であることが示唆された．そこで1991年，Hardyらは，アルツハイマー病のアミロイドカスケード仮説を提唱した[29]．

ついで，プレセニリン1とプレセニリン2遺伝子が報告された[30)31]．プレセニリン遺伝子は，機能解析によらない位置クローニング手法によって同定されたため，当初はその働きは不明であった．その後，APPからAβを産生する酵素の1つであるγ-セクレターゼの重要な構成たんぱくであることが明らかとなった[32]．家族性アルツハイマー病家系で同定された *APP* 遺伝子変異，プレセニリン1遺伝子変異，プレセニリン2遺伝子変異のいずれもAβの産生量を増加させることがわかった(表 I-2)．さらに，Aβの産生量を低下させるような変異を有する家系には，認知症患者が有意に少ないことも報告された[33]．これらの結果は，アミロイドカスケード仮説の正しさを示唆している．

ただし前述のように，老人斑の数や脳内の不溶性Aβ量は認知機能障害と比例しない[13)~15]．一方，可溶性のAβオリゴマーは強い酸化ストレスを生じ神経毒性を示す[16)17]．日本人の家族性認知症家系で同定されたAPP E693Δ変異では，老人斑の形成はわずかであるのに対し，Aβオリゴマーの形成が亢進することが報告されている[34]．このことから，Aβオリゴマーの形成が最も重要な最初のステップであるとするAβオリゴマー仮説も提唱されている．

以上のデータを勘案すると，アルツハイマー病では，まず脳内にAβオリゴマーで代表されるAβ凝集体が出現し，それが凝集・沈着して老人斑が出現し，ついで神経原線維変化の形成，神経細胞死に進むと考えられる(図 I-12)．アミロイドカスケード仮説が正しいとすれば，アルツハイマー病の早期発見には老人斑の検出が重要で，Aβの凝集・沈着の抑制が根本治療につながると考えられる．そのためアミロイドカスケード仮説の提唱以来，多くの研究者が，Aβを標的にしたアルツハイマー病の診断・治療薬の開発研究に携わってきた．

3. アルツハイマー病の新しい診断基準とバイオマーカーの研究

アミロイドカスケード仮説に基づくアルツハイマー病の診断・治療薬の開発において，最も成果をあげてきたのがバイオマーカーの研究である．中でもPET画像法によるアミロイドイメージングの研究は大きな成果をあげ，現在，いくつかのイメージング試薬が臨床研究で使われている[35]．そのほか，多くの研究者に受け入れられ臨床研究に取り入れられているバイオマーカーとしては，髄液中のAβ42の低下，タウ蛋白およびリン酸化タウ蛋白の上昇，FDG-PETによる脳代謝の低下，MRIによる脳萎縮の定量化などがある[36)~38]．

世界的規模で行われたADNI研究では，アミロイドイメージングがアルツハイマー病の診断に有効であることを示す一方で，驚くべきことに正常者群の中にも多数のアミロイド陽性者がいることが

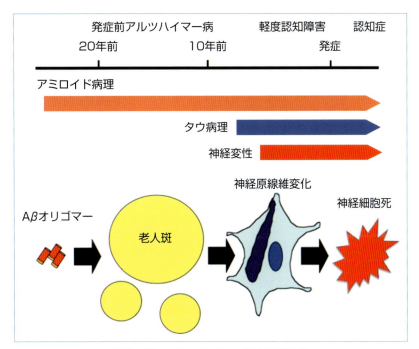

図I-12 アルツハイマー病の病態進行
アルツハイマー病では，まず脳内にオリゴマーのようなAβ凝集体が出現し，それが凝集・沈着して老人斑が出現し，ついで神経原線維変化の形成，神経細胞死に進むと考えられる．このうち，アミロイド病理は，発症の20年以上前から始まると考えられている．神経原線維変化が生じ，神経細胞死が起こると軽度認知障害になり，神経細胞死が進むと認知症が発症する．

明らかとなった[38)〜40)]．これは，大脳皮質広範に老人斑を有しても認知症を発症しない方が多数存在することを示しており，老人斑の数と認知症重症度は相関しないという神経病理学的研究結果と一致する．さらに，家族性アルツハイマー病患者家族を対象にしたDIAN研究によると，脳内でのAβの蓄積は，発症のおよそ20〜30年前から始まっていることが報告された[37)]．現在の認識では，Aβの凝集・沈着による老人斑の形成は，発症の20年以上前から始まると考えられている(図I-12)．老人斑の形成のみでは認知症は発症せず，神経原線維変化が嗅内皮質から海馬，大脳皮質へ広がっていくとともに記憶障害・認知機能障害が始まり，認知症を発症すると考えられている．

こうした研究成果を基に，2011年に米国国立老化研究所・アルツハイマー病協会は，アルツハイマー病，軽度認知障害の診断基準を見直し，バイオマーカーを診断基準に取り入れるとともに，発症前アルツハイマー病の概念を導入した[41)〜43)]．新しいバイオマーカーとしては，アミロイドイメージングに加えて，認知症の発症を捉えるとともに重症度を知る低侵襲性診断法として，タウイメージングの開発が期待されている．東北大学や放射線医学研究所から，世界に先駆けて優れたタウイメージング試薬が発表されており，タウイメージングは日本が先行している数少ない領域の1つである[44)45)]．

4. アルツハイマー病治療薬の研究と先制医療

アルツハイマー病バイオマーカーの開発に対して，治療薬の開発は遅れており，いまだ有効な根本治療薬は見つかっていない．遺伝子改変マウスを用いた研究によって注目されたワクチン療法においても，臨床研究では期待された効果が得られていない．その原因の1つとして指摘されているのが，アルツハイマー病の病態進行と介入時期の問題である．Aβ蓄積は認知症発症のかなり以前から始まっており，認知症発症時には神経原線維変化や神経細胞死が広範に生じている．このような時期に

Aβを標的にした治療薬を用いても，手遅れではないかという疑問である．そのため，Aβのワクチン療法などAβを標的にした治療を認知症発症前のアルツハイマー病患者で行うべきだという考え方が生まれてきた．これをアルツハイマー病の先制治療と呼ぶ．米国を中心に先制治療の概念にのっとり，アミロイドイメージングを行い，老人斑陽性の認知機能正常者に対してAβのワクチン療法を行うというA4 study[46]や，家族性アルツハイマー病の家系の方々を対象にしたDIAN-TU研究などが行われている[47]．

先制医療が普及するためには，よいバイオマーカーの確立と副作用が少なく効果的な治療薬の開発が必須である．先制医療は，臨床症状という面では正常者に対して行われることから，その効果の判定がきわめて難しい．そこで，治療効果を判定するための優れたバイオマーカーの開発が求められている．また，先制治療に用いる薬剤は，できる限り副作用が少なく安全でなければならない．例えば，Aβの産生を抑制すると期待されたγ-セクレターゼは，Notchシグナルも抑制する．そのため皮膚癌などの重大な副作用がみられて，開発が中止された[48]．我々は，γ-セクレターゼの活性を抑制せずにAβの産生のみを抑制する内因性タンパク質としてILEIを同定した．ILEIを用いれば，Notchシグナルを抑制することがなく，Aβの産生を抑制できることから，副作用の少ない安全なアルツハイマー病治療薬の開発につながる可能性がある[49]．

米国を中心に行われているアルツハイマー病の先制医療の結果が出るまでには，まだ数年かかると予想される．また，臨床的に正常な方にアミロイドイメージングを行い，陽性者にワクチン療法を施すことは，倫理的問題を含むと同時に莫大な医療費がかかることから，現実には困難である．しかしながら，今，生きている高齢者の中に発症前アルツハイマー病の範疇に入る方が，かなりの人数いると予想される．「そうした高齢者に対して，いかに対処すべきか？」それも基礎研究の重要な課題である．

中でも注目されているのが，認知症と生活習慣病との関連である．疫学研究によって，高血圧や糖尿病を有すると，認知症の発症率が増加することが知られている．換言すれば，高血圧や糖尿病を有する方はその治療がきわめて重要である．Nortonらは，世界，米国，ヨーロッパおよび英国におけるアルツハイマー病の人口寄与危険度（PAR）を，7つの改善可能な危険因子（糖尿病，中年期の高血圧，中年期の肥満，運動不足，抑うつ，喫煙および低学歴）をもとに推定した．危険因子に関連する基本データは，2006年版の英国健康調査のデータを用いた．7危険因子を10年ごとに10%減少させると，2050年にアルツハイマー病の罹患を世界では8.3%減少させることが可能と推定している[50]．

また食事や睡眠をはじめとする生活習慣の改善も有効とされるが，他稿に譲ることとする．

III．脳血管性認知症

認知症で2番目に多い脳血管性認知症の主要病理所見は血管病変であり，頭蓋内動脈の粥状硬化，脳実質内の小血管の脂肪硝子変性（lipohyalinosis）やフィブリノイド壊死（fibrinoid necrosis）が代表的な病理像である[51]〜[55]．脳小血管性病変はラクナ梗塞を引き起こし，多発性梗塞性認知症やBinswanger型白質脳症（ビンスバンガー病）の原因となる[51]〜[55]．これらの血管病変は，高血圧や糖尿病などの生活習慣病で増悪し，脳血管性認知症の原因となる．換言すれば，生活習慣病の予防や治療によって認知症の発症や進行予防につながることから，重要である[52]〜[55]．

脳血管性認知症とアルツハイマー病は，しばしば合併することが知られており[55,56]，脳血管病変と

アルツハイマー病との関連が注目されている[54)~56)]．脳内Aβの排泄機構の1つとして，血液脳関門（BBB）を介して小血管内へ排泄される経路が存在する[57)]．脳から血管内へのAβの輸送にかかわる輸送体として，low-density lipoprotein-related protein-1（LRP-1）やP-glycoproteinなど，様々な分子が報告されている[57)]．脳から血管内へのAβのクリアランスに関して注目される病理像の1つが，脳アミロイド血管症（cerebral amyloid angiopathy；CAA）である[58)]．脳アミロイド血管症は，不溶性線維性タンパク質であるアミロイドが血管壁に蓄積する病態で，孤発性と遺伝性がある．孤発性では主としてAβが沈着するが，遺伝性ではAβのほか，シスタチンC，トランスサイレチン，ゲルソリン，プリオン蛋白などが沈着する例がある．孤発性脳アミロイド血管症は，高齢者の皮質下出血の原因となる[58)]．アルツハイマー病では高率に脳アミロイド血管症を認め，アルツハイマー病の約25％は重度の脳アミロイド血管症を合併する（図Ⅰ-10-a）[55)]．中等度以上の脳アミロイド血管症では，アルツハイマー病の合併比率が高くなる[59)]．

脳内Aβの排泄経路としては，上記の血管内への排泄経路に加えて，血管周囲リンパ排泄路（perivascular lymphatic drainage pathway）がある．この経路は，脳毛細血管や小動脈の中膜基底層内を通って，最終的に頸部リンパ節へ排泄される経路で，動脈拍動を駆動力にしている[57)]．動脈硬化やAβの沈着によって血管周囲リンパ排泄路が障害されると，Aβのクリアランスが障害されてアルツハイマー病の病理を進行させると考えられている[60)]．

遺伝性の脳血管性認知症としては，cerebral autosomal dominant arteriopathy with subcortical infarcts and leukoencephalopathy（CADASIL）[61)62)]とcerebral autosomal recessive arteriopathy with subcortical infarcts and leukoencephalopathy（CARASIL）[63)~65)]がよく知られている．CADASILは常染色体優性遺伝を示し，原因遺伝子として19番染色体（19q13.12）の*NOTCH3*遺伝子が同定された[66)]．症例は世界中に分布する．水野の報告によれば，我が国のCADASILの平均発症年齢は41.2歳で，ラクナ梗塞を繰り返し，抑うつ，脳血管性認知症に至る．全体の50％以上に片頭痛を合併し，片頭痛が先行することがある[67)]．

CARASILは常染色体劣性遺伝を示し，原因遺伝子として10番染色体（10q26.12）の*HTRA1*遺伝子が同定された[68)]．日本に症例が多く，Nozakiらの報告によると，30歳までに歩行障害で発症することが多く，痙性の歩行障害，早発性禿頭，腰痛，認知症が主な症状である．認知症の平均発症年齢は35.1歳と報告されている[69)]．

Ⅳ．レビー小体病

脳血管性認知症は，血管病変による梗塞などによって神経細胞死や軸索障害が引き起こされて認知症が発症する．一方，アルツハイマー病のように原因不明の神経変性が起こって認知症を発症する病型を，変性性認知症と呼ぶことがある．変性性認知症としては，アルツハイマー病以外にレビー小体病，前頭側頭型認知症（ピック病を含む），嗜銀顆粒性認知症，進行性核上性麻痺，皮質基底核変性症などがある．

レビー小体病は，多数の神経細胞の中にレビー小体が形成される（図Ⅰ-10-c）．レビー小体は，Fritz Jakob Heinrich Lewyによって，パーキンソン病患者脳のマイネルト核と迷走神経背側核で神経細胞内の封入体としてみいだされた[70)]．その後，黒質ドパミン神経での出現と細胞死がパーキンソン病を代表する神経病理所見として認められるようになった[71)]．

レビー小体病は，パーキンソン病，レビー小体型認知症（dementia with Lewy bodies；DLB），レビー小体の出現を伴う純粋型自律神経不全症が含まれる．また，臨床症状はないが剖検によってレビー小体が認められた例を incidental Lewy body disease（ILBD）と呼ぶ[71]．

　このレビー小体が大脳皮質にびまん性に出現する症例（diffuse Lewy body disease；DLB）が存在することをみいだし，レビー小体病という疾患概念を最初に提唱したのが，小阪らである[72]．小阪らは，レビー小体病を脳幹型（古典的パーキンソン病に相当），びまん型，移行型に分類した[72]．また McKeith らは，DLB を病理組織学的に脳幹型（brainstem-predominant），辺縁系型（limbic），新皮質型（diffuse neocortical）に分類している[73]．

　レビー小体の主成分は，α-シヌクレインである[70)74]．α-シヌクレイン遺伝子は，常染色体優性遺伝の家族性パーキンソン病の原因遺伝子の 1 つでもある[75]．レビー小体のα-シヌクレインはリン酸化されて凝集しており，抗リン酸化α-シヌクレイン抗体で染色される[76)77]．

　現在，レビー小体病研究で注目されているトピックスの 1 つが，異常α-シヌクレインの脳内伝播である．2003 年 Braak らは，異常α-シヌクレインの蓄積は迷走神経背側核と嗅球に最初に起こり，脳幹では上行性に青斑核，中脳黒質へと広がり，大脳では側頭葉の前内側部から，大脳辺縁系を経て大脳新皮質へと広がっていくという仮説を提唱した[78]．Beach らは，Stage Ⅰでは異常α-シヌクレインは嗅球に限局し，Stage Ⅱでは脳幹優位型（Stage Ⅱa）と大脳辺縁系優位型（Stage Ⅱb）があり，Stage Ⅲでは脳幹と大脳辺縁系に同等に認められ，Stage Ⅳでは大脳皮質全体に広がるという Stage 分類を提唱している[79]．

Ⅴ. 前頭側頭型認知症（frontotemporal dementia；FTD）および認知症の原因となるそのほかの神経変性疾患

　前頭葉や側頭葉の萎縮を特徴として，認知症に加えて独特な行動障害や失語症を伴う前頭側頭型認知症（frontotemporal dementia；FTD）は，これまで様々な病型分類がなされてきた[80]．従来から知られているピック病も FTD に含まれる．FTD の概念が最初に報告されたのは，1994 年のことである[81]．そのときは行動異常を主症状とするタイプのみを含み，失語症を示す例は除外されていたが，1996 年に失語症を示すサブタイプも加えた前頭側頭葉変性症（frontotemporal lobar degeneration；FTLD）という概念が提唱された[82)83]．現在は，神経病理学的には FTLD が，臨床的には FTD と包括的に呼ぶことが多い[80)84]．臨床的には，FTD を従来の定義よりも広く包括概念として用い，そのサブタイプとして，従来の FTD を行動障害型前頭側頭型認知症（behavioural variant of frontotemporal dementia；bvFTD）とし，それに加えて意味性認知症（semantic dementia；SD），進行性非流暢性失語（progressive non-fluent phasia；PNFA）の 3 サブタイプに分類する[85]．病理学的には，後述するように FTLD を細胞内に沈着する異常たんぱく質の種類によって分類されるようになってきた[84]．

　FTLD で認められる神経細胞内封入体の主成分として，まず異常にリン酸化されたタウ蛋白の凝集体が挙げられる．タウ蛋白の凝集体が沈着する FTLD のタイプを病理学的に FTLD-tau と分類し，ピック病がその代表的なものである．タウ蛋白凝集体が沈着する疾患としては，アルツハイマー病や FTLD-tau 以外にも，進行性核上性麻痺（progressive supranuclear palsy；PSP），大脳皮質基底核変性症（corticobasal degeneration；CBD），嗜銀顆粒性変性症（argyrophilic grain disease；AGD）など

表Ⅰ-3　家族性前頭側頭型認知症の原因遺伝子

遺伝子	染色体座位	コードするタンパク質
MAPT	17q21.31	タウ蛋白
GRN	17q21.32	Progranulin
C9ORF72	9p21.2	Uncharacterized protein
CHMP28	3p11.2	a part of endosomal complex
VCP	9p13.3	Valosin containing protein

があり，これらを広くタウオパチーと呼ぶ[86]．ただし，沈着するタウ蛋白の種類は疾患によって差があり，アルツハイマー病の神経原線維変化には，3リピートタウと4リピートタウの両方が存在する．ピック病では3リピートタウが，AGD，PSP，CBDでは4リピートタウが沈着する．

FTLDの中に，タウ蛋白の凝集体が認められないタイプがある．近年，神経病理学的および分子生物学的研究が進展し，これらの封入体の主成分がTAR DNA-binding protein of 43 kDa(TDP-43)[87)88)]や，fused in sarcoma protein(FUS)[89]であることが次々と明らかになった(図Ⅰ-10-d)．こうした成果をうけて，沈着する異常タンパク質の種類によって，FTLDをFTLD-tau，FTLD-TDP，FTLD-FUSなどと分類されるようになってきている[84)90)]．

家族性FTDの原因遺伝子として最初に見つかったのは，familial frontotemporal dementias with Parkinsonism linked to chromosome 17(FTDP-17)の家系のタウ遺伝子変異(*MAPT*，17q21.31)である[91)92)]．FTDP-17でみられる封入体のタウ蛋白は，4リピートタウである．そのほかの家族性FTDの原因遺伝子も見つかっている(表Ⅰ-3)．

アルツハイマー病を含めた神経変性による認知症では，その神経病理像や蓄積するタンパク質は異なるものの，異常なタンパク質の凝集体が神経細胞内に蓄積して，しだいに脳に広く伝播していくという点では共通している(図Ⅰ-10)．異常タンパク質の蓄積と伝播という点では，以前からプリオン病が知られている．プリオン病は，異常プリオンの侵入により，正常のプリオンが異常プリオンに形を変えていくことで拡大・伝播していく．Aβ，タウ蛋白，α-シヌクレイン，TDP-43などにも，プリオンと同様なことが生じているのか，認知症基礎研究における最近のトピックスの1つである[93]．

Ⅵ．おわりに

アルツハイマー病を中心に認知症を引き起こす疾患を対象に，最近の研究成果を含め，認知症の基礎研究について解説した．患者数の最も多いアルツハイマー病では，いまだ根本治療薬の開発には至っていないものの，診断のためのバイオマーカーの開発や先制医療の臨床研究あるいは予防法の開発・普及など，社会に還元される成果が出てきている．認知症の克服のためには，臨床のみならず地道な基礎研究が欠かせない．基礎研究の成果を臨床につなげる仕組みも必要で，医学以外の領域との連携，社会の協力も重要である．多くの人々が力を合わせて，認知症を克服する日が来ることを期待したい．

（遠山育夫，加藤智子）

文　献

1) Dementia in the Asia Pacific Region: Alzheimer's Disease International Report 2014, Alzheimer's Disease International, London, 2014.
2) Dementia warning for the Asia-Pacific region. Lancet Neurology, 14: 1, 2015.

3) Ferri CP, et al：Global prevalence of dementia：a Delphi consensus study. Lancet, 366：2112-2117, 2005.
4) 朝田　隆：厚生労働科学研究費補助金　認知症対策総合研究事業報告書「都市部における認知症有病率と認知症の生活機能障害への対応」，2013年3月．
5) 厚生労働省HP：認知症の人の将来推計について（http://www.mhlw.go.jp/stf/houdou/0000072246.html）
6) Ikejima C, et al：Multicentre population-based dementia prevalence survey in Japan：a preliminary report. Psychogeriatrics, 12：120-123, 2012.
7) Engelhardt E, et al：Alzheimer's 100th anniversary of death and his contribution to a better understanding of Senile dementia. Arq Neuropsiquiatr, 73：159-162, 2015.
8) Alzheimer A：Über eine eigenartige Erkrankung der Hirnrinde. Allgemeine Zeitschrift für Psychiatrie und phychish-Gerichtliche Medizin, 64：146-148, 1907.
9) Braak H, et al：Morphological criteria for the recognition of Alzheimer's disease and the distribution pattern of cortical changes related to this disorder. Neurobiol Aging, 15：355-356, 1994.
10) Braak H, et al：Neuropathological hallmarks of Alzheimer's and Parkinson's diseases. Prog Brain Res, 117：267-285, 1998.
11) Nunan J, et al：Regulation of APP cleavage by alpha-, beta- and gamma-secretases. FEBS Lett, 483：6-10, 2000.
12) Selkoe DJ, et al：Presenilin：running with scissors in the membrane. Cell, 131：215-221, 2007.
13) McLean RA, et al：Soluble pool of Abeta amyloid as a determinant of severity of neurodegeneration in Alzheimer's disease. Ann Neurol, 46：860-866, 1999.
14) Wang J, et al：The levels of soluble versus insoluble brain Abeta distinguish Alzheimer's disease from normal and pathologic aging. Exp Neurol, 158：328-337, 1999.
15) Naslund J, et al：Correlation between elevated levels of amyloid beta-peptide in the brain and cognitive decline. JAMA, 283：1571-1577, 2000.
16) Ferreira ST, et al：The Abeta oligomer hypothesis for synapse failure and memory loss in Alzheimer's disease. Neurobiol Learn Mem, 96：529-543, 2011.
17) Cleary JP, et al：Natural oligomers of the amyloid-beta protein specifically disrupt cognitive function. Nat Neurosci, 8：79-84, 2005.
18) Butterfield DA, et al：The critical role of methionine 35 in Alzheimer's amyloid β-peptide(1-42) induced oxidative stress and neurotoxicity. Biochim Biophys Acta, 1703：149-156, 2005.
19) Butterfield DA, et al：Amyloid beta-peptide(1-42)-induced oxidative stress in Alzheimer disease：importance in disease pathogenesis and progression. Antioxid Redox Signal, 19：823-835, 2013.
20) 井原康夫：日頃疑問に思うことなど（第28回日本認知症学会学術集会キーノートレクチャー）．Dementia Japan, 24：1-9, 2010.
21) Noble W, et al：The importance of tau phosphorylation for neurodegenerative diseases. Front Neurol, 4：a83, 2013.
22) Mandelkow E-M, et al：Biochemistry and cell biology of tau protein in neurofibrillary degeneration. Cold Spring Harb Perspect Med, 2：a006247, 2012.
23) Braak H, et al：Neuropathological staging of Alzhemer-related changes. Acta Neuroptahol, 82：239-259, 1991.
24) Giraldo E, et al：Abeta and tau toxicities in Alzheimer's are linked via oxidative stress-induced p38 activation：protective role of vitamin E. Redox Biol, 2：873-877, 2014.
25) Lloret A, et al：Amyloid-beta toxicity and tau hyperphosphorylation are linked via RCAN1 in Alzheimer's disease. J Alzheimers Dis, 27：701-709, 2011.
26) Lloret A, et al：Molecular mechanisms linking amyloid beta toxicity and Tau hyperphosphorylation in Alzheimer's disease. Free Radic Biol Med, 83：186-191, 2015.
27) Francis PT, et al：The cholinergic hypothesis of Alzheimer's disease：a review of progress. J Neurol Neurosurg Psychiatry, 66：137-147, 1999.
28) Goate AM, et al：Segregation of a missense mutation in the amyloid precursor protein gene with familial Alzheimer's disease. Nature, 349：704-706, 1991.

29) Hardy JA, et al : Alzheimer's disease : the amyloid cascade hypothesis. Science, 256 : 184-185, 1992.
30) Sherrington R, et al : Cloning of a gene bearing missense mutations in early-onset familial Alzheimer's disease. Nature, 375 : 754-760, 1995.
31) Levy-Lahad A, et al : Candidate gene for the chromosome 1 familiar Alzheimer's disease locus. Science, 269 : 973-976, 1995.
32) Selkoe DJ, et al : In search of gamma-secretase : presenilin at the cutting edge. Proc Natl Acad Sci USA, 97 : 5690-5692, 2000.
33) Jonsson T, et al : A mutation in APP protects against Alzheimer's disease and age-related cognitive decline. Nature, 488 : 96-99, 2012.
34) Tomiyama T, et al : A new amyloid beta variant favoring oligomerization in Alzheimer's-type dementia. Ann Neurol, 63 : 377-387, 2008.
35) 荒井啓行ほか：アルツハイマー病の病態とバイオマーカー開発．日薬理誌，135：3-7, 2010.
36) Sperling RA, et al : Towards defining the preclinical stages of Alzhimer's disease : recommendation from the National Institute on Aging-Alzheimer's Association workgroup on diagnostic guidelines for Alzheimer's disease. Alzheimer Dement, 7 : 280-292, 2011.
37) Bateman RJ, et al : Clinical and biomarker changes in dominantly inherited Alzheimer's disease. N Engl J Med, 367 : 795-804, 2012.
38) Weiner MW, et al : The Alzheimer's Disease Neuroimaging Initiative : A review of papers published since its inception. Alzheimers Dement, 9(5) : e111-194, 2013.
39) Amariglio RE, et al : Subjective cognitive concerns, amyloid-β, and neurodegeneration in clinically normal elderly. Neurology, 85 : 56-62, 2015.
40) Rowe CC, et al : Amyloid imaging results from the Australian Imaging, Biomarkers and Lifestyle (AIBL) study of aging. Neurobiol Aging, 31 : 1275-1283, 2010.
41) McKhann GM, et al : The diagnosis of dementia due to Alzheimer's disease : recommendation from the National Institute on Aging-Alzheimer's Association workgroup on diagnostic guidelines for Alzheimer's disease. Alzheimer Dement, 7 : 263-269, 2011.
42) 岩田　淳ほか：アルツハイマー病の新しい診断ガイドラインオーバービュー．Dementia Japa, 27：307-315, 2013.
43) 嶋田裕之：画像診断新しい診断ガイドライン．Dementia Japan, 27：324-333, 2013.
44) Maruyama M, et al : Imaging of tau pathology in a tauopathy mouse model and in Alzheimer patients compared to normal controls. Neuron, 79 : 1094-1108, 2013.
45) Okamura N, et al : Non-invasive assessment of Alzheimer's disease neurofibrillary pathology using 18F-THK5105 PET. Brain, 137 : 1762-1771, 2014.
46) Sparing RA, et al : The A4 study : stopping AD before symptoms begin? Sci Transl Med, 6 : 228fs13, 2014.
47) Mills SM, et al : Preclinical trials in autosomal dominant AD : implementation of the DIAN-TU trial. Rev Neurol (Paris), 169 : 737-743, 2013.
48) Doody RS, et al : A phase 3 trial of semagacestat for treatment of Alzheimer's disease. N Engl J Med, 369 : 341-350, 2013.
49) Hasegawa H, et al : The FAM3 superfamily member ILEI ameliorates Alzheimer's disease-like pathology by destabilizing the penultimate amyloid-β precursor. Nat Commun, 5 : 3917 (doi : 10.1038/ncomms4917), 2014.
50) Norton S, et al : Potential for primary prevention of Alzheimer's disease : an analysis of population-based data. Lancet Neurol, 13 : 788-794, 2014.
51) 平野朝雄ほか：神経病理を学ぶ人のために．医学書院，2003.
52) Pantoni L : Cerebral small vessel disease : from pathogenesis and clinical characteristics to therapeutic challenges. Lancet Neurol, 9 : 689-701, 2010.
53) 冨本秀和：血管性認知症の臨床と病理．Dementia Japan, 24：411-418, 2010.
54) Iadecola C : The pathology of vascular dementia. Neuron, 20 : 844-866, 2013.

55) Jellinger KA : Pathology and pathogenesis of vascular cognitive impairment-a critical update. Front Aging Neurosci, 5 : 1-19, 2013.
56) Attems J, et al : The overlap between vascular disease and Alzheimer's disease-lessons from pathology. BMC Med, 12 : 206, 2014.
57) 上野正樹：血液脳関門の構造的特徴と生理機能．Dementia Japan, 29 : 36-43, 2015.
58) 伊丹裕一郎ほか：血管性認知症における脳アミロイド血管症の位置づけ．Dementia Japan, 29 : 51-61, 2015.
59) Thal DR, et al : Cerebral amyloid angiopathy and its relationship to Alzheimer's disease. Acta Neuropathol, 115 : 599-609, 2008.
60) Weller RO, et al : Perivascular drainage of amyloid-β peptides from the brain and Its failure in cerebral amyloid angiopathy and Alzheimer's disease. Brain Pathol, 18 : 253-266, 2008.
61) Tournier-Lasserve E, et al : Cerebral autosomal dominant arteriopathy with subcortical infarcts and leukoencephalopathy maps to chromosome 19q12. Nat Genet 3 : 256-259, 1993.
62) Bowler JV, et al : Progress in the genetics of cerebrovascular disease : inherited subcortical arteriopathies. Stroke, 25 : 1696-1698, 1994.
63) Maeda S, et al : Familial unusual encephalopathy of Binswanger's type without hypertension. Folia Psychiatr Neurol Jpn, 30 : 165-177, 1976.
64) Fukutake T, et al : Familial young-adult-onset arteriosclerotic leukoencephalopathy with alopecia and lumbago without arterial hypertension. Eur Neurol, 35 : 69-79, 1995.
65) Yanagawa S, et al : Cerebral autosomal recessive arteriopathy with subcortical infarcts and leukoencephalopathy. Neurology, 58 : 817-820, 2002.
66) Joutel A, et al : Notch3 mutations in CADASIL, a hereditary adult-onset condition causing stroke and dementia. Nature, 383 : 707-710, 1996.
67) 水野俊樹：CADASILの診断，病態，治療の進歩—本邦におけるCADASIL診断基準の作成—．臨神経, 52 : 303-313, 2012.
68) Hara K, et al : Association of HTRA1 mutations and familial ischemic cerebral small-vessel disease. N Engl J Med, 360 : 1729-1739, 2009.
69) Nozaki K, et al : Features of cerebral autosomal recessive arteriopathy with subcortical infarcts and leukoencephalopathy. Stroke, 45 : 3447-3453, 2015.
70) Goedert M, et al : 100 years of Lewy pathology. Nat Rev Neurol, 9 : 13-24, 2013.
71) 若林孝一：レビー小体病における病変の拡大進展機構．Dementia Japan, 28 : 11-17, 2014.
72) 小阪憲司ほか："Lewy 小体病"の臨床神経病理学的研究．精神誌, 82 : 292-311, 1980.
73) McKeith IG, et al : Diagnosis and management of dementia with Lewy bodies. Neurology, 65 : 1863-1872, 2005.
74) Breydo L, et al : α-Synuclein misfolding and Parkinson's disease. Biochim Biophys Acta, 1822 : 261-285, 2012.
75) Polymeropoulos MH, et al : Mutation in the α-synuclein gene identified in families with Parkinson's disease. Science, 276 : 2045-2047, 1997.
76) Fujiwara H, et al : alpha-Synuclein is phosphorylated in synucleinopathy lesions. Nat Cell Biol, 4 : 160-164, 2002.
77) Saito Y, et al : Accumulation of phosphorylated α-synuclein in aging human brain. J Neuropathol Exp Neurol, 62 : 644-654, 2003.
78) Braak H, et al : Staging of brain pathology related to sporadic Parkinson's disease. Neurobiol Aging, 24 : 197-211, 2003.
79) Beach TG, et al : Unified staging system for Lewy body disorders : correlation with nigrostriatal degeneration, cognitive impairment and motor dysfunction. Acta Neuropathol, 117 : 613-634, 2009.
80) 池田 学：前頭側頭型認知症．Dementia Japan, 29 : 121-122, 2015.
81) The Lund and Manchester Groups : Consensus Statement. Clinical and neuropathological criteria for frontotemporal dementia. J Neurol Neurosurg Psychiatry, 4 : 416-418, 1994.
82) Snowden JS, Neary D, Mann DMA : Fronto-temporal lobar degeneration : fronto-temporal dementia,

progressive aphasia, semantic dementia, Churchill Livingstone, New York, 1996.
83) Neary D, et al：Frontotemporal lobar degeneration：a consensus on clinical criteria. Neurology, 51：1546-1554, 1998.
84) 新井哲明ほか：前頭側頭葉変性症の分子病理．Dementia Japan, 25：120-128, 2013.
85) 尾籠晃司ほか：前頭側頭型認知症 FTD(bvFTD)の新たな国際診断基準と問題点．Dementia Japan, 29：131-138, 2015.
86) 新井哲明：タウオパチー病理変化の基礎．Dementia Japan, 29：158-166, 2015.
87) Arai T, et al：TDP-43 is a component of ubiquitin-positive tau-negative inclusions in frontotemporal lobar degeneration and amyotrophic lateral sclerosis. Biochem Biophys Res Commun, 351：602-611, 2006.
88) Neumann M, et al：Ubiquitinated TDP-43 in frontotemporal lobar degeneration and amyotrophic lateral sclerosis. Science, 314：130-133, 2006.
89) Neumana M, et al：A new subtype of frontotemporal lobar degeneration with FUS pathology. Brain, 132：2922-2931, 2009.
90) Pelicano Paulos J, et al：Clinical, genetic and neuropathological features of frontotemporal dementia：an update and guide. Acta Med Port, 26：392-401, 2013.
91) Spillantini GM, et al：Mutation in the tau gene in familial multiple system tauopathy with presenile dementia. Proc Natl Acad Sci USA, 95：7737-7741, 1998.
92) Hutton M, et al：Association of missense and 59-splice-site mutations in tau with the inherited dementia FTDP-17. Nature, 393：702-705, 1998.
93) Scheper W, et al：The unfolded protein response in neurodegenerative diseases：a neuropathological perspective. Acta Neuropathol, 130：315-331, 2015.

II 各論

Ⅱ. 各論

1 睡眠障害と認知症

Ⅰ. はじめに

　認知症患者では，入眠困難や中途覚醒の増加など，加齢に伴う生理的変化がより顕著に現われ，概日リズムに変調をきたすものが高頻度にみられる．認知症患者における睡眠障害は，患者のみならず介護者のQOLをも著しく低下させる要因となり，早期治療が望まれる．本稿では，高齢者における睡眠障害についてまず触れた後，認知症のリスクファクターとしての睡眠障害，またアルツハイマー病，レビー小体型認知症など睡眠障害との関連について解説する．

Ⅱ. 加齢による睡眠および概日リズムの変化

　終夜睡眠ポリグラフ検査(PSG)を用い，健常高齢者における睡眠構築の変化を検討した研究によると，①総睡眠時間の減少，②中途覚醒の増加，③睡眠効率の低下，④stage 1，2の増加，⑤徐波睡眠およびレム睡眠の減少，⑥レム潜時の短縮など，加齢による睡眠内容の変化が起こる．また，睡眠相は日中にも現れ，多相性睡眠となる．一方，加齢により生体時計である視交叉上核の神経細胞数が減少し[1]，概日リズムにも変化が現れる．主睡眠における就床時刻，起床時刻は早まり，いわゆる夜型から朝型となる．また深部体温リズム位相の前進や深部体温やメラトニン分泌の振幅の低下も報告され[2)3)]，リズム機構の機能低下が生じる(図Ⅱ-1)．

Ⅲ. 高齢者における睡眠障害

　我が国の一般成人を対象に，不眠に関するアンケート調査を行った研究[4]によると，主観的な不眠を有する者は，若年・中年者層では約20％にみられたのに対し，60歳以上の高齢者層では約30％と高率にみられ，特に中途覚醒，早朝覚醒の頻度は若年者の約2倍であった．
　さらに高齢者では，以下に示す因子によって睡眠障害が惹起される．

1. 身体合併症
　高齢者では，心疾患，慢性肺疾患，糖尿病，泌尿器科的疾患，皮膚疾患，整形外科的疾患，悪性腫瘍などの身体疾患を有することが多く，疼痛，頻尿，呼吸困難，瘙痒などの症状が不眠の原因となる．高血圧患者では睡眠障害の合併率が高く，約20％に入眠障害が，約40％に中途覚醒がみられる．また，睡眠障害のある高血圧患者では，脳循環障害や睡眠時無呼吸症候群(sleep apnea syndrome；SAS)の合併が高率にみられる．

2. 心理，社会的要因
　高齢者では日中の活動性の低下，社会的役割の低下，喪失体験，孤立，病気の罹患など，様々な心理的ストレスを受けやすい．こうしたストレスは睡眠障害の促進因子になる．

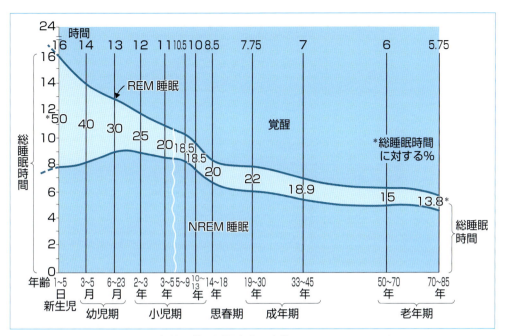

図Ⅱ-1　加齢に伴う睡眠内容の変化(Roffwargら, 1966)

3. 精神疾患

うつ病，不安障害，認知症など，精神疾患では不眠が高頻度にみられる．高齢者ではうつ病の発症率が高く，また不眠はうつ病患者の9割以上にみられる．

4. 薬　剤

加齢に伴い身体的合併症が増すとともに，服薬数が増加するが，身体疾患の治療薬も不眠の原因となる．主な原因薬剤としては，降圧薬(カルシウム拮抗薬，β受容体遮断薬)，気管支拡張薬，ヒスタミン受容体遮断薬，ステロイド製剤，インターフェロン製剤などがある．

5. その他

中年期以降加齢に伴い，SASの有病率は増加する[5]．また，むずむず脚症候群(restless legs syndrome；RLS)，周期性四肢運動障害(periodic limb movement disorder；PLMD)は加齢により頻度が高くなる．

Ⅳ. 認知症のリスクファクターとしての睡眠障害

近年，睡眠障害と認知症との間に相関関係を示唆する報告が複数なされ，認知症のリスクファクター，あるいは初期症状の可能性としての睡眠障害が注目されている．

65歳以上の認知症でない高齢者1,041人を3年間追跡した縦断研究[6]では，その後に認知症に罹患した者(75人)は，非罹患者(966人)に比べ日中の覚醒困難であると答えており(図Ⅱ-2)，日中の傾眠と認知症の発症に相関が示唆された．また，認知症罹患者は必要な夜間睡眠がとれていないと答えており，睡眠不足と認知症の発症にも相関がみられ，日中の眠気・傾眠と夜間の睡眠不足が認知症のリスクファクターであることが示唆された．

また，65歳以上の高齢者750人を対象としたイタリアの疫学調査[7]では，全体で85%に不眠症を認めている．認知症と診断された86人とそれ以外の健常者664人では，入眠障害や中途覚醒の，睡眠時無呼吸症候群やむずむず脚症候群において大きな違いを認めなかった．一方で日中の午睡時間

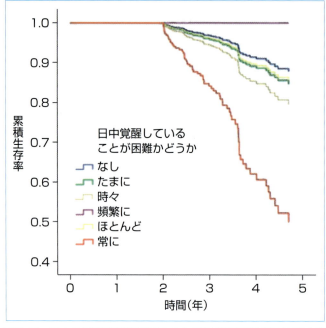

図Ⅱ-2　日中の眠気を予測因子とした際の認知症発症の生存曲線
（文献6より）

は，認知症罹患者で有意に高かった．

認知症に罹患していない65歳以上の高齢者3,857人を追跡した研究[8]では，1日に9時間以上の睡眠時間をとっている者は，死亡時に認知症の診断がつくリスクが，9時間未満の者と比べて1.58倍高かった．

Ⅴ．認知症における睡眠障害（表Ⅱ-1）

認知症患者では中途覚醒の増加や概日リズムの変調など，加齢に伴う生理的変化がより顕著に現われる．その背景には，疾患により部位が異なるものの，皮質および皮質下の高度な萎縮があり，多様な神経伝達障害が生じる結果，睡眠障害を引き起こす．認知症における睡眠障害の病態生理はいまだ解明されていないものの，視床下部より分泌されるオレキシンとの関係が注目されている．ナルコレプシーはオレキシンニューロンの変性や脱落が原因と指摘されるなど，オレキシンは覚醒調節において重要な役割を担っている．アルツハイマー病（Alzheimer's disease；AD）やレビー小体型認知症（dementia with Lewy bodies；DLB），前頭側頭型認知症（frontotemporal dementia；FTD）ではいずれもオレキシン濃度は低く，DLBやFTDではADと比較してより低かったと報告されている[9]〜[11]．

1．AD
1）睡眠障害

TractenbergらはAD患者263名と健常高齢者399名を対象に不眠に関する調査を行ったところ，睡眠の問題があると回答した者は，健常高齢者で18.3％であったのに対し，AD患者では27.6％と有意に高かったと報告した[12]．

AD患者では夜間睡眠の分断化がみられ，病期の進行に伴い増悪する[13][14]．また，認知症の進行とともに日中の眠気は増加する[15]．病期の進行に伴う睡眠の分断化が睡眠効率の低下を引き起こし，日中の過眠の原因となっていると考えられる．またADの進行とともに顕著になるアパシーは，睡眠

表Ⅱ-1 認知症の種類と睡眠内容（筆者作成）

	睡眠覚醒に関する症状	PSG所見	合併しやすい睡眠関連障害
AD	夜間睡眠の分断化・日中の眠気の増加，深部体温リズムの平坦化，位相の後退	睡眠効率の低下，中途覚醒の増加，%stage 1の増加，スピンドル活動の低下，徐波睡眠・レム睡眠の減少，睡眠潜時の延長	50%がSASを合併
DLB	夜間睡眠の分断化・日中の眠気，覚醒時の混乱，悪夢	睡眠効率の低下，中途覚醒の増加，アトニーのないレム睡眠，睡眠潜時の延長 ADよりも顕著な基礎α律動・θ律動の低下	50%以上にRBDを合併
FTD	夜間活動量の増加，午前中の活動量の低下，活動リズムの位相前進および深部体温リズムとの脱同調[34]	報告なし	

障害を助長する可能性がある．

AD患者における睡眠内容をPSGを用いて検討した報告をまとめると，健常高齢者と比較して，①総睡眠時間および睡眠効率の減少，②中途覚醒の増加，③%stage 1の増加，④スピンドル活動の低下，⑤徐波睡眠，レム睡眠の減少がより顕著にみられる[16]．レム睡眠潜時は，若年者に比較して，健常高齢者では短縮するのに対し，AD患者では延長する．またレム睡眠時にδ波やθ波が混入し徐波化がみられる．これらの睡眠内容の変化は，病期の進行とともにさらに顕著となる．

また，AD患者は睡眠関連呼吸障害を高頻度に合併し，認知症の重症度と睡眠関連呼吸障害との間には有意な関係が報告されている[17]．重度の認知症において睡眠効率の低下は，より重度の睡眠関連呼吸障害やPLMDの徴候となり得るとの報告もある[18]．ADの病態として，アセチルコリン神経系の障害が認知機能低下の原因として知られているが，コリンエステラーゼ阻害薬の投与はレム睡眠量の増加およびレム潜時の短縮を起こす[19]．これは，レム睡眠機構にアセチルコリン神経系が関与していることと関係している．

2） 概日リズム障害

AD患者における概日リズムの変化としては，夜間のメラトニン分泌量の減少[20]および日中の分泌抑制の低下，また深部体温リズムの平坦化，位相の後退[21]といった，内分泌系および自律神経系の概日リズム障害が認められる．メラトニン分泌異常は，せん妄の出現と関連があるとの報告[22]もある．病態として，AD患者では視交叉上核の神経細胞数の著明な減少，網膜および視神経の変性による受光量の減少といった器質的変化に加え，光曝露量の低下，社会的機能の低下などの環境要因が相まって，生体リズムの障害をきたすと考えられる．

3） 睡眠関連障害

認知症患者を対象に夜間の落ち着きのなさ，同じ行動や質問の繰り返しなどの行為とRLS，SAS，PLMDとの関連を調べた研究[23]によると，それら行動とSAS，PLMDとの間に関連はなかったものの，RLSとの間には相関が認められたと報告されている．RLS患者は異常な脚の感覚によって目覚めるため，入眠と睡眠の維持が困難であり，高齢者の睡眠障害の原因となる．認知症の有無によってRLSの比率は変わらないとする報告[24]がある一方で，ADとRLSは共通したリスクファクターが多く（高齢・不安・喫煙・高血圧），RLS患者は非RLS患者と比べて，認知機能検査の点数が低いとの報告もなされている[25]．

2. DLB

DLBは，認知症のうち15〜20%を占め，AD，血管性認知症に次いで多くみられ，幻視，錐体外路症状，認知機能レベルの変動を特徴とする．

1） 睡眠障害

DLB患者とAD患者を対象に質問票を用いて睡眠状況を検討した報告[26]によると，睡眠の質，入眠困難，睡眠効率には有意差を認めなかったが，日中の眠気，睡眠時の下肢運動，覚醒時の混乱，悪夢はDLB患者で有意に多かった．

DLB患者における睡眠内容をPSGを用いて報告した研究[27]では，①atoniaのないレム睡眠，②％睡眠効率の低下，③誘因のない覚醒を認めた．入眠時レム睡眠はみられなかった．

また，DLB患者とPD患者を対象にビデオポリソムノグラフ（video-polysomnography；VPSG）を行った研究[28]では，いずれの群もレム睡眠潜時の延長，睡眠効率の低下，中途覚醒の増加を認めたほか，DLB患者ではPD患者と比べStage 1の低下とStage 2の増加を認めた．

2） 睡眠時随伴症

DLB患者の50％以上にREM睡眠行動障害（REM sleep behavior disorder；RBD）がみられるとの報告[29]がある．RBDでは，REM睡眠時に骨格筋の筋緊張が抑制されず，夢の行動化が起きる．夢の内容は悪夢が多く，叫び声や殴る，蹴る，暴れるといった暴力的行動となりやすい．RBDはパーキンソン病や多系統萎縮症にも高率に合併する．また，RBDと診断された患者の65％が5年後にパーキンソン病を発症したとの報告[26]や，認知症を発症する数年〜10年以上前にRBDが出現していたという症例報告[30]があり，RBDがこれらの神経変性疾患の早期徴候である可能性が示唆されている．DLBではアセチルコリン神経系の障害のみならず，複数の神経系の障害が睡眠障害の背景に想定されている．DLB患者の脳波上では，ADよりも顕著な基礎α律動およびθ律動の低下がみられる．

3. FTD

FTDの睡眠内容について，PSGを用いて検討した報告はみられない．Andersonらは睡眠日誌とアクチグラフを用いて，在宅FTD患者を対象に長期間概日リズムを検討した結果，健常高齢者と比較して，夜間の活動量の増加と午前中の活動量の低下がみられ，睡眠日誌からはすべての患者で睡眠効率の低下を認めた[31]．またHarperらは，健常高齢者，AD，FTD患者を対象にアクチグラフと深部体温リズムを測定した結果，AD患者では，健常者と比較して夜間帯の活動量が増加し，深部体温リズムが後退したのに対して，FTD患者は活動量が分散化する一方で，深部体温リズムが前進し活動リズムとの脱同調が生じていると報告した[32]．

VI. まとめ

超高齢化が進む我が国では認知症への対応がどの診療科においても不可欠であるが，認知症において不眠は高率にみられ，各疾患によりその機序や臨床症状が異なる．認知症治療薬（コリンエステラーゼ阻害薬）は不眠の原因になり，また睡眠薬によっては認知機能を悪化させるもの（ベンゾジアゼピン系薬剤，抗ヒスタミン薬，抗コリン薬など）もあるため，各疾患の特徴を理解した対応が求められる．

（小曽根基裕，堀地彩奈，伊藤　洋）

文献

1) Swaab DF, et al：Biological rhythms in the human life cycle and their relationship to functional changes in the suprachiasmatic nucleus. Prog Brain Res, 111：349-368, 1996.
2) Mishima K, et al：Morning bright light therapy for sleep and behavior disorder in elderly patients with dementia. Acta Psychiatr Scand, 89：1-7, 1994.

3) Monk TH, et al : Circadian temperature rhythms of older people. Exp Gerontol, 30 : 455-474, 1995.
4) 財団法人健康・体力づくり事業団：健康づくりに関する意識調査報告, 1997.
5) Young T, et al : Predictors of sleep-disordered breathing in community-dwelling adults. The Sleep Heart Health Study. Arch Intern Med, 162 : 893-900, 2002.
6) Tsapanou A, et al : Daytime sleepiness and sleep inadequacy as risk factors for dementia. Dement Geratr Cogn Dis Extra, 5 : 286-295, 2015.
7) Merlino G, et al : Daytime sleepiness is associated with dementia and cognitive decline in older Italian adults : a population-based study. Sleep Med, 11 : 372-377, 2010.
8) Benito-Leon J, et al : Long sleep duration in elders without dementia increases risk of dementia mortality(NEDICES). Neurology, 83 : 1530-1537, 2014.
9) Roh J, et al : Potential role of orexin and sleep modulation in the pathogenesis of Alzheimer's disease. J Exp Med, 211(13) : 2487-2496, 2014.
10) Lessig S, et al : Reduced Hypocretin(orexin)levels in dementia with lewy bodies. Neuroreport, 21(11) : 756-760, 2010.
11) Çoban A, et al : Reduced orexin-A levels in frontotemporal dementia : possible association with sleep disturbance. Am J Alzheimers Dis Other Demen, 28(6) : 606-611, 2013.
12) Tractenberg RE, et al : Symptoms of sleep disturbance in persons with Alzheimer's disease and normal elderly. J Sleep Pres, 14 : 177-185, 2005.
13) McCurry S, et al : Characteristics of sleep disturbance in community-dwelling Alzheimer's disease patients. J Geriatr Psychiatr Neurol, 12 : 53-59, 1999.
14) Pat-Horenczky R, et al : Hourly profiles of sleep and wakefulness in severely versus mild-moderately demented nursing home patients. Aging, 10 : 308-315, 1998.
15) Ancoli-Israel S, et al : Sleep fragmentation in patients in a nursing home. J Gerontol, 44 : M18-M21, 1989.
16) Riemersma-van der Lek RF, et al : Effect of bright light and melatonin on cognitive and noncognitive function in elderly residents of group care facilities : a randomized controlled trial. JAMA, 299 : 2642-2655, 2008.
17) Bombois S, et al : Sleep disorders in aging and dementia. Nutr Health Aging, 14 : 212-217, 2010.
18) Vitiello MV, et al : Sleep disturbances in patients with Alzheimer's disease : epidemiololgy, pathophysiology and treatment. CNS Drugs, 15 : 777-796, 2001.
19) Moraes WS, et al : The effect of donepezil on sleep and REM sleep EEG in patients with Alzheimer disease : a double blind placebo-controlled study. Sleep, 29 : 199-205, 2006.
20) 千葉　茂ほか：認知症にみられる睡眠障害. 日認知症ケア会誌, 6 : 96-103, 2007.
21) Vitiello MV, et al : Circadian temperature rhythms in young adult and aged man. Neurobiol Aging, 7 : 97-100, 1986.
22) Zisapel N : Circadian rhythm sleep disorders : pathophysiology and potential approaches to management. CNS Drugs, 15 : 311-328, 2001.
23) Rose KM, et al : Sleep disturbances and nocturnal agitation behaviors in older adults with dementia. Sleep, 34(6) : 779-786, 2011.
24) Rothdach AJ, et al : Prevelance and risk factors of RLS in elderly population ; the MEMO study. Memory and morbidity in Augsburg elderly. Neurology, 54 : 1064-1068, 2000.
25) Gamaldo CE, et al : A further evaluation of the cognitive deficits associated with restless legs syndrome(RLS). Sleep Med, 9 : 500-505, 2008.
26) Grace JB, et al : A comparison of sleep profiles in patients with dementia with lewy bodies and Alzheimer's disease. Int J Geriatr Psychiatry, 15 : 1028-1033, 2000.
27) Schenck CH, et al : Delayed emergence of a parkinsonian disorder in 38% of 29 older men initially diagnosed with idiopathic rapid eye movement sleep behavior disorder. Neurology, 46 : 388-393, 1996.
28) Terazaghi M, et al : Analysis of video-polysomnographic sleep findings in dementia with lewy bodies. Mov Disord, 28(10) : 1416-1423, 2013.

29) Boeve BF, et al : Sinucleiopathy pathology and REM sleep behavior disorder plus dementia on parkinsonism. Neurology, 61 : 40-45, 2003.
30) Boeve BF, et al : Sinucleiopathy pathology and REM sleep behavior disorder plus dementia on parkinsonism. Neurology, 61 : 40-45, 2003.
31) Anderson KN, et al : Disrupted sleep and circadian patterns in frontotemporal dementia. Eur J Neurol, 16 : 317-323, 2009.
32) Harper DG, et al : Differential circadian rhythm disturbances in men with Alzheimer disease and frontotemporal degeneration. Arch Gen Psychiatry, 58 : 353-360, 2001.

Ⅱ. 各論

2 睡眠呼吸障害と認知症

Ⅰ. はじめに

　閉塞性睡眠時無呼吸（obstructive sleep apnea；OSA）は睡眠中に上気道の閉塞が繰り返し生じる疾患で，大きないびきと日中の過度な眠気が主な症状である．我が国では2003年2月に，居眠り運転により岡山駅をオーバーランした山陽新幹線の運転士がOSAであったことがマスコミに大きく取り上げられた結果，OSAの存在が広く知られるようになり医療機関への受診者が急増した．OSAは間欠的な低酸素や高二酸化炭素血症および頻回な覚醒反応により，高血圧，心臓血管疾患，脳卒中，糖尿病など，多くの疾患の発症に関連することが報告されている．OSAの有病率は加齢とともに増加し，高齢者におけるOSAの有病率は13〜31％に及ぶ[1]．近年，高齢者におけるOSAが認知機能の低下や認知症発症にも影響を及ぼすことが多くの報告によって明らかとなり，2014年に発行された最新の睡眠障害国際分類第3版（the International Classification of Sleep Disorders 3rd.；ICSD-3）[2]では，成人のOSA診断基準の項目の1つに「認知障害の有無」が新たに加わった（**表Ⅱ-2**）．本稿では，OSAが認知症発症へ及ぼす影響および，認知症予防としてのOSA治療の意義について概説する．

Ⅱ. OSAと認知症の合併

　OSAと認知症は合併しやすく，また認知症発症に対してOSAが影響を及ぼしていることがいくつかの大規模研究によって示されている．Sharafkhanehら[3]による400万人を超える米国在郷軍人健康管理局の記録（平均年齢57.6歳）を用いた横断研究によると，OSA患者ではOSAの診断を受けていない対照者と比較して，認知症を併発しているリスクが1.18倍高かった．また認知症発症に対するOSAの影響についてYaffeら[4]は，認知症のない65歳以上の高齢女性298名を対象とした平均4.7年の追跡調査の結果，無呼吸低呼吸指数（apnea hypopnea index；AHI）15以上のOSAがあると，軽度認知障害や認知症を発症するリスクが1.8倍高かったと報告している．さらにChangら[5]による1,414例のOSA患者を対象とした5年間の前向き研究によると，OSA患者における認知症発症リスクは健常者の1.7倍であり，さらに70歳以上の女性では3.2倍高かったことが報告されている．また認知障害の進行に対するOSAの影響についてAokiら[6]は，111名の認知症患者を対象に多点感圧センサーを有する睡眠評価装置を用いて検討した結果，中等症以上のOSAと診断された認知症患者において認知症の重症度が有意に高く，その傾向は特に80歳未満の若年層群で強かったと報告し，OSAが認知症発症だけでなく，認知障害の進行にも影響を及ぼすことを報告している．

Ⅲ. OSAによって認知障害が生じるメカニズム

　OSAによって生じる間欠的な低酸素血症は，多くの機序を介して脳血管や神経の変性を生じさせ

表Ⅱ-2 睡眠障害国際分類第3版(the International Classification of Sleep Disorders 3rd.；ICSD-3)における成人の閉塞性睡眠時無呼吸診断基準(2014)

A+BまたはCの基準を満たした場合
A. 下記項目が1つ以上該当する．
  1. 患者の訴える次の症状：眠気，充足感のない睡眠，疲労，不眠
  2. 息こらえ，あえぎ，窒息感を伴う覚醒
  3. 習慣性いびき，または呼吸の停止が観察者により報告される
  4. 高血圧，気分障害，認知障害，冠動脈疾患，脳卒中，うっ血性心不全，心房細動，または2型糖尿病と診断されている
B. 睡眠ポリグラフ検査(polysomnography；PSG)または在宅での簡易モニター(out of center sleep testing；OCST)が示す次の結果：
  ・睡眠1時間あたり5回以上の主として閉塞性呼吸イベント(閉塞性および混合性無呼吸，低呼吸またはRERAs)の存在
C. PSGまたはOCSTが示す次の結果：
  ・睡眠1時間(PSGまたはOCST)計測1時間あたり15回以上の主として閉塞性呼吸イベント(閉塞性および混合性無呼吸，低呼吸またはRERAs*)の存在

*RERA：呼吸努力関連覚醒(respiratory effort related arousal)

(文献2より引用)

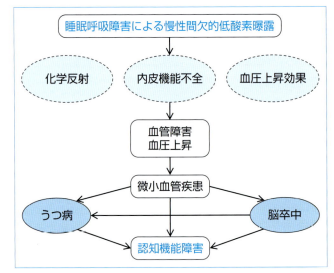

図Ⅱ-3 OSAの慢性的間欠的低酸素によって認知機能障害が生じる機序(文献7より一部改変)

る．その代表的な経路としては，血管内皮機能不全，化学反射，血圧上昇などによる微小血管の変性[7] (図Ⅱ-3)や，慢性的な脳血流の低灌流による大脳白質や海馬の変性などが挙げられる．Burattiら[8]は，アルツハイマー病患者を対象に頸動脈エコー検査にて血管変性の程度を評価した結果，OSA合併例では内膜中膜複合体の肥厚や二酸化炭素負荷に対する脳血管反応性の低下がみられ，一部のアルツハイマー病患者では脳血管変性がOSAの影響を受けて増悪しており，OSAの治療が認知機能改善に寄与する可能性があると報告している．平均年齢84歳の167名(日系人)を対象に，睡眠ポリグラフ検査結果と死亡後の脳解剖による病理所見との関連性を検証したGelberら[9]の研究によると，睡眠時の動脈血酸素飽和度が95%未満の時間の割合で4群に分けた場合，95%未満の時間の割合が71.6%以上の群では，13.1%以下の群と比較して3.88倍微小梗塞が多く認められたと報告されている．またMRIを用いて脳の形態変化を評価したいくつかの研究によると，OSA患者では海馬，前頭葉，灰白質などに変性が認められることが明らかとなっている[10)〜12)]．

OSAでは間欠的低酸素以外にも，睡眠の分断化による深睡眠の減少や覚醒反応の増加も生じ，これらもまた認知機能障害に影響を及ぼす．機能的MRIと神経心理課題を組み合わせた検討[13]では，OSAでは前頭葉背外側の活動性が低下することで作業記憶速度の低下が生じ，この影響は夜間の低酸素よりも睡眠の分断化がより関与していると報告されている．またOSAの代表的な症状である日中の眠気も血管性認知症の危険因子とされており，Elwoodら[14]は1,225名の男性を対象とした10年間の前向きコホート研究にて，日中の眠気があると血管性認知症を発症する危険が4.44倍高かったと報告している．以上のように，OSAによって認知障害が生じるメカニズムは間欠的低酸素を介した血管病変や神経変性が主体であるものの，睡眠構築の変化や日中の過度な眠気を介した機序など，いくつかの要因が複雑に関与している．またOSA患者では，アルツハイマー病と関連性が知られているアポリポ蛋白Eε4（APOEε4）対立遺伝子をもつ割合が高いこと[15]も報告されており，OSA患者の低酸素に対する感受性には遺伝的要因も考えられている．

IV. OSA治療の認知症に対する効果

OSAの代表的な治療として，経鼻持続陽圧呼吸療法（nasal continuous positive airway pressure；CPAP）や口腔内装置，上気道に対する外科的治療などが挙げられるが，中でも高齢者の中等度〜重度のOSAに対してはCPAPが最も一般的な治療である．鼻マスクを介して閉塞した気道に持続陽圧を付加するCPAPは，PSGでAHIが20以上であることが確認されれば健康保険での使用が可能である．この治療方法の長所は，気道の虚脱を防ぐ圧を加えることで重症のOSAに対しても十分な治療効果が得られることであり，他覚的・自覚的な眠気を改善させるだけでなく，神経認知機能に対しても効果が認められることが知られている．米国のアルツハイマー病脳画像先導的研究（ADNI）グループによる最近の大規模研究で，OSAが軽度認知障害（MCI）およびアルツハイマー病（AD）の発症に関与し，CPAPが認知機能障害の進行を遅らせる可能性が報告された[16]．この研究では，55〜90歳までの2,470名をMCI，AD，健常者の3群に分類し，それぞれの発症年齢とOSA症状の有無およびCPAP治療経験の有無とを比較検討した．その結果，研究期間中にMCIまたはADと診断された対象者の中では，OSA症状のある者は平均77歳でMCIを発症したが，OSA症状のない者での平均発症年齢は90歳であった．さらにADの発症も，OSA症状のある者は平均83歳であったのに対し，OSA症状のない者では平均88歳と，5年の差があった．一方でCPAP治療を受けている者では，未治療者と比べMCIの発症が約10年，ADの発症が約5年遅かった．またCanessaら[11]は，重症のOSA患者17名（平均年齢44歳）と同等年齢の健常者15名に対して頭部MRI検査と認知機能検査を行った結果，重症OSAでは広範な認知機能の低下が認められ，その低下は海馬，左後側頭皮質，右上前頭回などの灰白質量の減少と関連していたと報告している．さらに3か月のCPAP治療によってこれらの認知機能が改善し，並行して海馬や前頭部の灰白質量が増加したと報告している．高齢者のOSAでは日中の眠気や心血管系の合併が少ないなど，若年者とは病態や臨床的な意義が異なるため，高齢者のOSAに対する治療に懐疑的な意見もある．しかしながらCPAPによって認知機能や脳の形態学的変化に改善が認められるという近年の研究結果は，OSAの発症年齢にかかわらず早期に治療介入を行うことが，認知症予防の観点から重要であることを示唆していると考えられる．

CPAPはOSAを軽減させ睡眠の質を改善させるが，十分な効果を得るためには長期にわたる夜間の鼻マスク装用が必要であり，患者自身のライフスタイルの変容を必要とするなど，負担も大きい治

療法である．そのため長期的な治療ができない患者も少なからず存在し，実際の継続使用率は50〜80％と報告されている[17]．CPAPのアドヒアランス（継続性）を確保するためには，CPAPの適切な機種選定や設定，副作用への対処だけでなく，患者の情緒的反応や疾患に対する意識や考え方などの心理学的要因にも配慮した教育や指導も必要とされる[18]．特に高齢者では病態や治療の意義に対する理解が得られにくく，またマスクが正しく装着できない場合や，中途覚醒時に伴うマスクの頻回な取り外しなどによって治療継続が困難となることも少なくない．そのため十分なCPAPのアドヒアランスを維持するためには，同床者や介護者にもCPAPの規則正しい装着の必要性について理解を得て，協力を得ることも有効である．

V. おわりに

　近年多くの研究によって，OSAとMCIおよび認知症との関連が明らかとなっている．OSAに対するCPAP治療は認知機能低下を予防し，さらには認知症発症後の認知機能を改善させる効果があることから，睡眠呼吸障害の適切な評価，治療を行うことは，認知症診療において重要な役割を果たすと考えられる．また同様に高齢者のOSA診療においては，常に認知機能への影響も念頭においておくことも必要である．

（北村拓朗，宮崎総一郎，鈴木秀明）

文　献

1) Bixler E, et al：Effects of age on sleep apnea in men：I. Prevalence and severity. Am J Respir Crit Care Med, 157：144-148, 1998.
2) American Academy of Sleep Medicine：International Classification of Sleep Disorders, 3rd ed, IL, 2014.
3) Sharafkhaneh A, et al：Association of psychiatric disorders and sleep apnea in a large cohort. Sleep, 28：1405-1411, 2005.
4) Yaffe K, et al：Sleep-disordered breathing, hypoxia, and risk of mild cognitive impairment and dementia in older women. JAMA, 306：613-619, 2011.
5) Chang WP, et al：Sleep apnea and the risk of dementia：a population-based 5-year follow-up study in Taiwan. PLoS One, 8：78655, 2013.
6) Aoki K, et al：Association of sleep-disordered breathing with decreased cognitive function among patients with dementia. J Sleep Res, 23：517-523, 2014.
7) Zimmerman ME, et al：Sleep-disordered breathing and cognition in older adults. Curr Neurol Neurosci Rep, 12：537-546, 2012.
8) Buratti L, et al：Vascular impairment in Alzheimer's disease：the role of obstructive sleep apnea. J Alzheimers Dis, 38：445-453, 2014.
9) Gelber RP, et al：Associations of brain lesions at autopsy with polysomnography features before death. Neurology, 84：296-303, 2015.
10) Kim H, et al：Obstructive sleep apnea as a risk factor for cerebral white matter change in a middle-aged and older general population. Sleep, 36：709-715B, 2013.
11) Canessa N, et al：Obstructive sleep apnea：brain structural changes and neurocognitive function before and after treatment. Am J Respir Crit Care Med, 183：1419-1426, 2011.
12) Macey PM：Is brain injury in obstructive sleep apnea reversible？ Sleep, 35：9-10, 2012.
13) Thomas RJ, et al：Functional imaging of working memory in obstructive sleep-disordered breathing. J Appl Physiol, 98：2226-2234, 2005.
14) Elwood PC, et al：Sleep disturbance and daytime sleepiness predict vascular dementia. J Epidemiol

Community Health, 65:820-824, 2011.
15) Kadotani H, et al: Association between apolipoprotein E epsilon4 and sleep-disordered breathing in adults. JAMA, 285:2888-2890, 2001.
16) Osorio RS, et al: Sleep-disordered breathing advances cognitive decline in the elderly. Neurology, 84:1964-1971, 2015.
17) Weaver TE, et al: Adherence to continuous positive airway pressure therapy: the challenge to effective treatment. Proc Am Thorac Soc, 5:173-178, 2008.
18) Poulet C, et al: Psychological variables as predictors of adherence to treatment by continuous positive airway pressure. Sleep Med, 10:993-999, 2009.

II. 各論

3 昼寝と認知症

I. 加齢と睡眠

1. 高齢者の睡眠時間

　一般に加齢とともに睡眠時間は減少し，睡眠内容も変化する．図II-4は，総務省が約8万世帯に居住する10歳以上の世帯員を対象として実施した社会生活基本調査のなかで，睡眠時間に関する結果を示したものである[1]．男性と比べて女性のほうが睡眠時間が短く，その傾向は40歳以降で強くなる．また，40～50歳にかけての年齢層が最も睡眠時間が短く，それ以降になると徐々に睡眠時間が延長していく．このように加齢とともに睡眠時間が延長していくのは，就床時刻が徐々に早くなっていくことによる．図II-5をみると，40歳代以降では起床時刻はほとんど変わらないが，就床時刻が徐々に早くなっていくことがわかる[2]．

　図II-4や図II-5をみると，70歳代以降では1日8時間以上の睡眠をとっていることになるが，実際には一晩にこれだけの時間をまとめて眠ることは難しい．高齢になるにつれ，筋肉量の減少とともに代謝量が減少するからである．図II-6は，代謝量と睡眠時間を示している[3]．代謝量が高い人では睡眠時間は長くなるが，代謝量の低い人は睡眠時間が短くなる．高齢者では代謝量が減少するため，実質的な睡眠時間は減少する．したがって，図II-4や図II-5は実際の睡眠時間を表しているのではなく，床に就いている就床時間であるといえる．

2. 高齢者の睡眠の質

　先述の通り，加齢とともに就床時間は延長するものの，実際に眠れている睡眠時間は減少する．そのため，就床している時間のうち実際に眠っている時間の割合を示す睡眠効率は，加齢とともに著しく減少する．図II-7をみると，睡眠効率は60～70歳代で個人差が大きいが，加齢とともに徐々に低下していることがわかる[4]．さらに深睡眠である睡眠段階3と4の割合も，加齢とともに減少する．深睡眠の割合は40～50歳代で個人差が著しいが，60歳代以降は個人差が少なくなり，全く出現しない人も多くみられるようになる．

　高齢者における睡眠の特徴は，睡眠ポリグラフ記録から判定した睡眠経過図をみるとよくわかる．図II-8は，若年者と高齢者における一晩の睡眠経過の例を示している[5]．高齢者は若年者よりも就床時刻が早いが，寝つきが悪い．一度目がさめてしまうと，再入眠するまでに時間がかかる．深睡眠である睡眠段階3と4が少なくなるとともにレム睡眠も分断化し，浅睡眠である睡眠段階1と2が増える．

　このように高齢者では睡眠が全体的に浅くなるため，寝つきが悪くなるばかりでなく（入眠困難），就床後もすぐ目覚めたり（中途覚醒），朝早く目覚めてしまい，その後眠れなくなってしまったりする（早朝覚醒）傾向にあり，あまりよく眠れたという実感ももちにくい（熟眠困難）．これら不眠の愁訴を多く訴えるようになる．健康・体力づくり事業財団が1997年に3,030名を対象に行った調査によれば，入眠困難，睡眠維持困難，早朝覚醒のいずれかの不眠症状をもつ人は，20～30歳代では18.1％，40～50歳代では18.9％だったが，60歳以上では29.5％と，3人に1人の割合でみられた[6]．

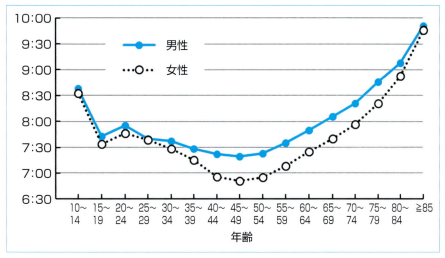

図Ⅱ-4　日本人の平均睡眠時間（文献1より引用）

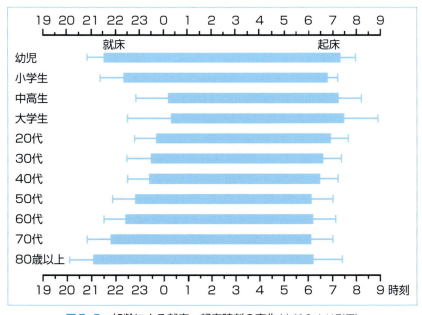

図Ⅱ-5　加齢による就床・起床時刻の変化（文献2より引用）

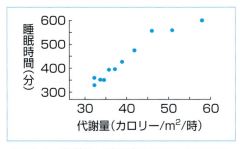

図Ⅱ-6　代謝量と睡眠時間（文献3より引用）

Ⅱ．各論　3．昼寝と認知症

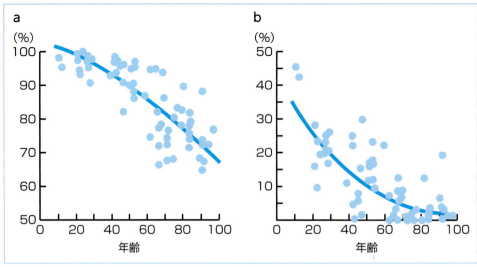

図Ⅱ-7　加齢による睡眠内容の変化(文献4より引用)
a：睡眠効率　b：睡眠段階3+4

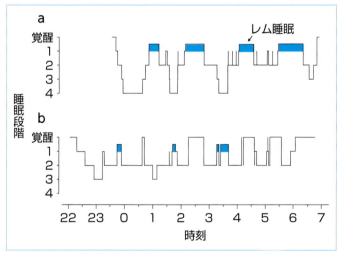

図Ⅱ-8　若年者と高齢者の一晩の睡眠経過(文献5より引用)
a：若年者　b：高齢者

Ⅱ．昼寝と認知症

1．加齢と昼寝

　先述のように，高齢者では夜間睡眠の量が減少するとともに質も悪化するため，日中の覚醒レベルが低下し，居眠りや昼寝が増えることが予想される．しかしながら，睡眠習慣に関する調査結果によれば，必ずしも高齢者で居眠りや昼寝が増えるというわけではない．図Ⅱ-9は，昼寝と居眠りをする人の割合を年齢別に示したものである[7]．このデータは，幼児から高齢者に至る日本人5,520人の睡眠習慣について調べられた調査の結果の一部である．昼寝や居眠りは，大学生が最も多い．昼寝をしている人は40歳代が最も少なく，50歳以降ではおよそ3人に1人の割合で昼寝をしている．居眠りは40歳代以降，およそ40％の人にみられる．

　また，昼寝の長さも，高齢者で特に長いというわけではない．図Ⅱ-10は，同調査において年齢ごとの昼寝の長さを示したものである．むしろ加齢とともに，昼寝の長さは短くなっていることがわ

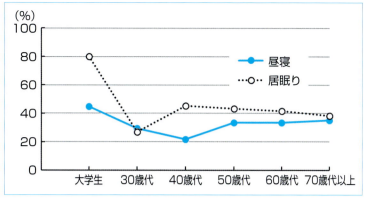

図Ⅱ-9　昼寝と居眠りをする人の割合(文献7より引用)

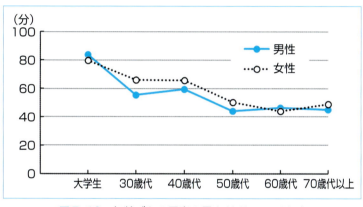

図Ⅱ-10　年齢ごとの昼寝の長さ(文献7より引用)

かる．昼寝の習慣がある50歳以上の人では，平均45分程度の昼寝をとっている．

2. 昼寝と疾病

　これまでみてきたように，中高年では夜間睡眠の質が低下していくが，昼寝をとることが健康の維持につながるのだろうか．昼寝の最中には血圧低下が認められることから[8)9)]，昼寝は高血圧や虚血性心疾患の予防に役立つという報告がある[10)11)]．ギリシアで23,681人を対象として行われた調査の結果でも，30分以上の昼寝を習慣的にとっている人は，昼寝をとらない人より虚血性心疾患による死亡率が低かった[12)]．

　しかし，70歳代の高齢者の仮眠時間を6年間にわたって調べた調査の結果では，1時間以上昼寝をとっている高齢者は，昼寝をとらない高齢者よりも死亡率が高かった[13)]．その結果を示したのが図Ⅱ-11である．昼寝の時間が長いほど6年間における死亡率が高いことがわかる．この調査では，昼寝の長さと死亡リスクとの関係を計算しており，習慣的に昼寝をしている高齢者の死亡リスクは，昼寝をしない人の2倍であった[13)]．昼寝を1時間以上とっている男性では3倍，2時間以上とっている男性では14倍に達していた[13)]．

　また，1時間以上の昼寝をしている人では，アルツハイマー型認知症の罹患リスクが高くなることも報告されている[14)]．図Ⅱ-12は，その結果を示したものである．1時間以上昼寝をしている高齢者では，アルツハイマー型認知症の罹患リスクは，昼寝をしない人の2倍となっている．

　以上の結果は，1時間以上の昼寝が疾病リスクを高めることを示している．昼寝が健康を損ねる理由として，起床直後の血圧の上昇や交感神経系活動の亢進が指摘されている．睡眠中は血圧や交感神

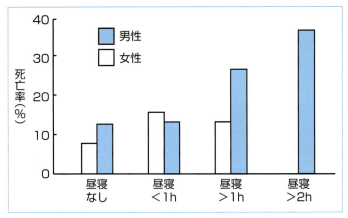

図Ⅱ-11　70歳代の昼寝の長さと死亡率(文献13より引用)

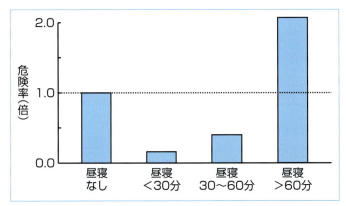

図Ⅱ-12　昼寝の長さとアルツハイマー型認知症罹患の危険率
(文献14より引用)

経系活動が低下するが，起床とともに交感神経系活動が亢進し，血圧も急激に上昇する．その結果，昼寝から目覚めた直後も，夜間睡眠から目覚めた直後と同様に，脳梗塞や心筋梗塞が生じやすくなるというものである[9)10)]．

　また，我々は昼寝をすると夜眠れなくなることを日常的に経験している．睡眠は概日リズムのほかにホメオスタシス(恒常性)による支配を受けており，朝起きてから夜寝るまでの時間が長いほど，夜間の眠気が強くなる．このような睡眠欲求は，覚醒中に生成されるプロスタグランジンD_2やアデノシンなどの睡眠物質の影響によると考えられている[15)]．昼寝をすると睡眠物質が消費されてしまうため，夜は睡眠欲求が低下し，眠れなくなる．このため，不眠症患者に対して昼寝は避けるよう指導されてきた[16)]．このように昼寝をとることが夜間睡眠の質を低下させ，このことが健康を損なう間接的な要因となっていることも考えられる．

3. 短時間の昼寝の効果

　しかしながら，1時間以内の昼寝であれば，このような健康リスクは起こりにくいようである．改めて図Ⅱ-11をみると，1時間以内の昼寝をとっている男性高齢者では，昼寝をしない男性高齢者と死亡率は変わらない．また図Ⅱ-12をみると，1時間以内の昼寝をとっている高齢者では，昼寝をしない高齢者よりもアルツハイマー型認知症の罹患リスクが低くなっている．30～60分間の昼寝を習慣的にとっている人では，昼寝をしない高齢者の1/2，30分以内の昼寝をとっている人では1/5まで低下している．

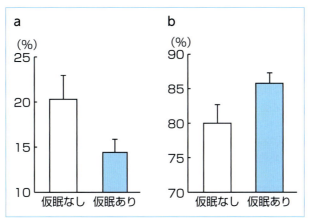

図Ⅱ-13 高齢者における30分の昼寝が夜間睡眠に及ぼす効果（文献17より引用）
a：中途覚醒　b：睡眠効率

ただし図Ⅱ-11の調査結果では，男性と女性では結果が異なっている．女性の場合は，1時間以内の昼寝であっても昼寝をする高齢者は，昼寝をしない人よりも死亡率は高くなっている．死亡リスクを計算すると，1時間以内の昼寝をする女性は，昼寝をしない女性の5倍であった[13]．女性の場合でも30分以内の短時間仮眠であれば死亡危険率が低下するのか，短時間の昼寝の効果には性差が存在するかについては，今のところ明らかではない．

30分間の昼寝を習慣的にとっている高齢者は，夜間睡眠の質がよいことも報告されている．図Ⅱ-13は，67歳以上の高齢者に13〜14時に30分間の昼寝をとったときの夜間睡眠への効果を示したものである[17]．昼寝をとらなかった場合に比べて，30分間の昼寝をとった場合のほうが夜間睡眠中の中途覚醒が少なく，睡眠効率も高いことがわかる．この研究では，昼寝をとらないと夕方に居眠りがみられたが，昼寝をとると夕方の居眠りが減少していた．夕方の居眠りは夜間睡眠に時間的に近いため，夜間睡眠に必要な睡眠物質が消費されやすく，特に注意が必要である．高齢者における夕方の居眠りを防止するための方法として，田中は，午後の昼寝と夕方の福寿体操（ストレッチ体操）を組み合わせた睡眠健康教室を主宰している．これによって高齢者の夜間睡眠や日中覚醒が改善されたばかりでなく，身体的健康や精神的健康も改善され，4年間で医療費が30％減少したことを報告している[18]．

Ⅲ．まとめ

短い昼寝をとると，なぜアルツハイマー型認知症の罹患リスクが低減するのか，その直接的な原因については明らかにはなっていない．しかし，先述のように，30分程度の短い昼寝が高齢者の身体的健康や精神的健康の改善に効果的であり，健康増進に役立つという証拠が揃いつつある．若年成人を対象とした研究では，昼寝が30分になると睡眠が深まりすぎてかえって逆効果であるが，10〜15分間の昼寝であれば，眠気や疲労を低減させるほか，気分や作業意欲，記憶や認知作業，運動技能の成績が向上することが報告されている[19]．ここで改めて図Ⅱ-10をみると，大学生の昼寝は平均80分間であり，これでは長すぎて逆効果である．また，50歳代以上の昼寝の時間も平均値が40分を超えており，やや長いといえるかもしれない．加齢とともに夜間睡眠は質・量ともに低下していくことから，夜間睡眠の回復効果の一部を補塡するものとして，短い昼寝の効果を今後さらに検証していく必要があるだろう．

（林　光緒）

文 献

1) 総務省統計局：平成18年社会生活基本調査，2006．
2) 白川修一郎：人間の睡眠・覚醒リズムと光（心地よい眠りと目覚め）．照明学会誌，84：354-361，2000．
3) Walker JM, Berger RJ：Sleep as an adaptation for energy conservation functionally related to hibernation and shallow torpor. Prog Brain Res, 53：255-278, 1980.
4) 平沢秀人：高齢者の睡眠—小児から老人までの加齢変化．日本睡眠学会（編）：36-41，睡眠学ハンドブック，朝倉書店，1994．
5) 白川修一郎ほか：高齢者の睡眠障害と心の健康．精神保健研，45：15-23，1999．
6) Kim K, et al：An epidemiological study of insomnia among the Japanese general population. Sleep, 23：41-47, 2000.
7) 堀　忠雄：睡眠習慣の実態調査と睡眠問題の発達的検討．平成7年度～平成9年度文部科学省科学研究費補助金（基盤研究（A））研究成果報告書，1998．
8) Bursztyn M, et al：Siesta and ambulatory blood pressure monitoring：comparability of the afternoon nap and night sleep. Am J Hypertens, 7：217-221, 1994.
9) Mulcahy D, et al：Heart rate and blood pressure consequences of an afternoon SIESTA (snooze-induced excitation of sympathetic triggered activity). Am J Cardiol, 71：611-614, 1993.
10) Asplund R：Daytime sleepiness and napping amongst the elderly in relation to somatic health and medical treatment. J Intern Med, 239：261-267, 1996.
11) Trichopoulos D, et al：Does a siesta protect from coronary heart disease? Lancet, 2(8553)：269-270, 1987.
12) Naska A, et al：Siesta in healthy adults and coronary mortality in the general population. Arc Intern Med, 167：296-301, 2007.
13) Bursztyn M, et al：The siesta and mortality in the elderly：effect of rest without sleep and daytime sleep duration. Sleep, 25：187-191, 2002.
14) Asada T, et al：Associations between retrospectively recalled napping behavior and later development of Alzheimer's disease：association with APOE genotypes. Sleep, 23：629-634, 2000.
15) 永田奈々恵ほか：プルスタグランジン，アデノシン：86-90，最新臨床睡眠学，日本臨牀社，2013．
16) Morin CM, et al：Nonpharmacologic treatment of chronic insomnia. Sleep, 22：1134-1156, 1999.
17) 白川修一郎ほか：計画的昼寝の不眠高齢者に対する夜間睡眠改善効果．臨脳波，41：708-712，1999．
18) 田中秀樹：高齢者への睡眠マネジメント．白川修一郎，高橋正也（編）：229-239，睡眠マネジメント，NTS，2014．
19) 林　光緒：短時間仮眠による眠気の解消法．日本睡眠改善協議会（編）：10-17，応用講座睡眠改善学，ゆまに書房，2013．

Ⅱ. 各 論

4 光と認知症

Ⅰ. はじめに

　認知症では，生体リズムと睡眠に関係するメラトニンの夜間分泌が少なく，不規則であることが報告されている．メラトニン分泌低下の治療には，昼間に明るい光を浴びる高照度光療法が有効であることが報告されている[1]．
　高照度光療法は，季節性のうつ症状や併発する睡眠障害の治療法として開発された．最近では，交代勤務や時差症候群の睡眠障害の治療法として広く適用されている．これらは高照度光が気分や感情に与える作用と，生体時計に与える作用を治療として応用されたものである．
　人は，加齢により睡眠の量や質の低下が現れる．活動性低下に伴い，入眠困難，中途覚醒，早朝覚醒などの不眠症状がもたらされる．さらに，日中には頻回に昼寝をするようになる．入床時刻も早くなり，早朝に覚醒するなど概日リズムの前進が認められる．
　認知症では夕方にせん妄・気分障害がみられ，入眠の遅れとともに昼近くまで眠るような昼夜逆転したリズムの乱れが明らかとなる．認知症は不眠症や体内時計の調整障害とみられるリズム障害がかなり進行した状態と考えられ，その治療には光が重要である．

Ⅱ. 光と生体リズム

　人の生体リズムは体内時計によって調節され，24時間よりやや長めの周期（概日リズム）で活動と休息のリズム信号を出している．このリズムには24時間周期の外部環境とは数十分のずれがある．このずれを調節する重要な役割を果たしているのが光である．
　通常，起床直後に太陽光が目から入ると，視交叉上核（suprachiasmatic nucleus；SCN）に時刻情報として伝達され，朝の時報に体内時計を合わせる（図Ⅱ-14）[2]．こうして体内時計によってリセットされた時刻から12～13時間は交感神経系が優位の状態となり代謝が高められ，体温，血圧，脈拍が高めに保持され，覚醒して活動するのに適した状態となる．
　覚醒後14～16時間くらい経過すると，松果体からメラトニン分泌が始まり，手足の末端からの放熱が盛んになる．こうした放熱により，身体内部や脳の温度が低下して1～2時間のうちに自然な眠気が出現する．つまり，太陽光を最初に浴びた時刻に応じて，夜に眠気が出現し入眠時刻が決まる．朝の起床時に十分な光を浴びずに暗い部屋で昼過ぎまで眠っていると，こうした概日リズムのリセットが適切に行われず，その日の入眠時刻が遅くなる．
　一方，夕方から夜の時間帯に強い光を浴びると，昼間の時間帯が延長することにより休息への準備が遅れ，結果的に入眠時刻が遅れることになる．これは光による位相反応曲線（phase response curve；PRC）と呼ばれ，体内時計の指標となる体温との関係で示される（図Ⅱ-15）[3]．昼間活動し，夜間に休息するという社会生活をしているヒトでは，早朝の3～4時頃に体温が最低となり，その後

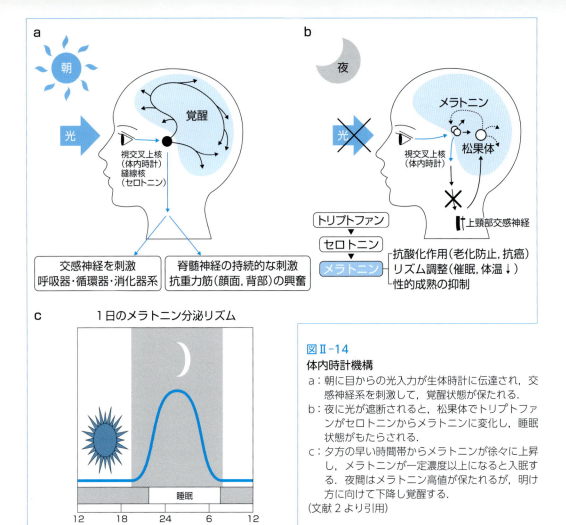

図Ⅱ-14 体内時計機構
a：朝に目からの光入力が生体時計に伝達され，交感神経系を刺激して，覚醒状態が保たれる．
b：夜に光が遮断されると，松果体でトリプトファンがセロトニンからメラトニンに変化し，睡眠状態がもたらされる．
c：夕方の早い時間帯からメラトニンが徐々に上昇し，メラトニンが一定濃度以上になると入眠する．夜間はメラトニン高値が保たれるが，明け方に向けて下降し覚醒する．
（文献2より引用）

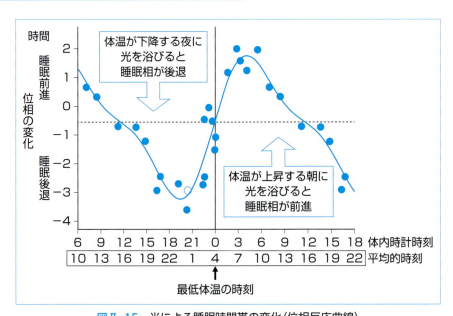

図Ⅱ-15 光による睡眠時間帯の変化（位相反応曲線）
明け方の最低体温の出現時刻を基準として，その時刻以前に光を浴びるとその日の夜の睡眠が遅れ，最低体温出現時刻より後に光を浴びるとその日の夜の睡眠が早くなることを示す．□は便宜的に普通の生活で入眠23時，覚醒7時の生活をする人の1日の時刻を示す．22〜1時頃に光を浴びると睡眠相の後退が進み，7時起床〜13時頃までは睡眠相を前進させる．（文献3より改変）

体温は覚醒に向けて上昇する．この早朝の時間帯に光を浴びると，睡眠が前進する．前進する範囲は最大2時間程度である．逆に，最低体温の出現する3〜4時間以前に強い光を浴びると，睡眠開始が遅れる．つまり，夜11時頃に光を浴びると眠りにつく時刻が1〜2時間遅れる．

このように，光にあたる時刻により時計の時刻合わせが決まる．このような昼夜の睡眠覚醒リズムに合わせて自律神経系（交感神経，副交感神経），内分泌代謝系のリズムが整然とした秩序を保ち，体調が保たれる．

さて，この光の強さ（光照度）もリズムに関係する．照度はルクスで表され，目から入る光の量の指標となる．光照度は覚醒度と関係し，200ルクス以上で通常の活動は保てるようであるが，十分な覚醒度を保つためにはさらに明るい条件が必要である[4)5)]．晴れた日の窓際で3,000ルクス，戸外では100,000ルクスにもなる．

以前は，人ではリズムを変化させるには3,000ルクス以上の光が必要とされていた．しかし，最近の研究では，夜間の3ルクス程度の寝室の光でも長時間にわたり照射されていると，高齢者でも肥満症や脂質異常症の有病割合が1.9倍と増加していた[6)]．その理由として，夜間の光による生体リズムの変化が関与していると推測されている．

III．高齢者の視覚機能

高齢者では白内障，黄斑変性症，視神経萎縮など眼疾患が光受容・光位相反応に影響を及ぼしている可能性もあり，光環境の調整とともに眼科的治療も考慮すべきである．

白内障ではレンズからの受光量が減少し，視機能が低下するのみにならず，生体時計（SCN）に伝達される光量も低下し，暗い室内で生活する場合と同じ条件になり，不眠やリズムの障害が起こりやすくなる[7)]．

さらに近年，第3の光受容体として，人の網膜にメラノプシン発現神経節細胞が存在することが明らかになった[8)]．この細胞群は可視光線の青波長帯（460〜480 mm）で最も強い感受性をもち，光による瞳孔反射や概日リズムへの影響などの非視覚性反応に重要な役割を果たしている．加齢によりこれらの反応性が低くなることなどもあり，注意すべきである[8)]．まとめると，高齢者では若者以上に明るい環境で長時間生活することが大切である．

IV．高照度光療法の実際

ある認知症例の，高照度光療法による睡眠・覚醒リズム改善例を図II-16に示す[9)]．この例では，高照度光を午前9時30分〜11時30分に眼球位置鉛直面照度で約4,000ルクスで照射した．その結果，光照射後は睡眠覚醒リズムが整い（図II-16-a），睡眠時間率（図II-16-b）も増加した．しかし，事情により光照射を中断すると，また睡眠・覚醒が乱れ，睡眠時間が減少した．そこで光照射を再開したところ，睡眠・覚醒リズムの乱れや睡眠時間率も再び改善を示した．

高齢者に対する高照度光療法の実際について，フローチャート（図II-17）を示す．日常生活について1日，1週間，1か月単位で運動，食事，睡眠を観察し，さらに受光量について評価する．室内での生活が多い場合には様々な生体リズムが低振幅化し，睡眠・覚醒についてもメリハリがなくなる．

高齢者で生体リズムの前進傾向がみられる場合には夕方に，後退傾向や夕方にせん妄がみられる場

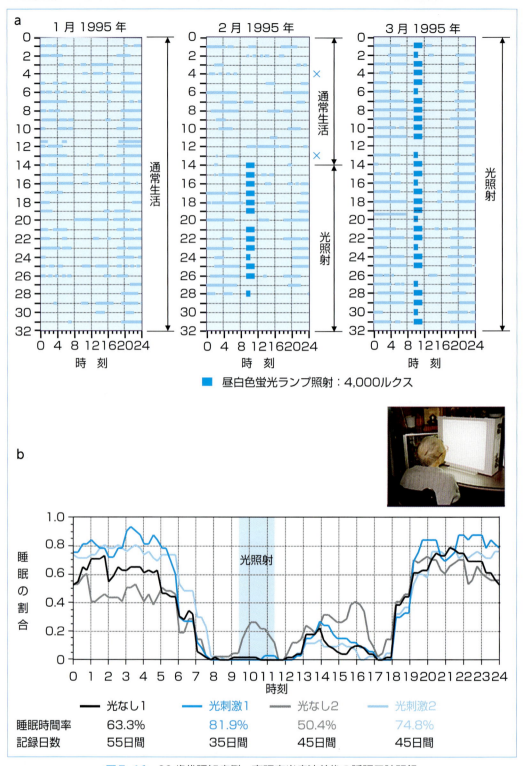

図Ⅱ-16 80歳代認知症例，高照度光療法前後の睡眠日誌記録

視線をときどき光に向けるよう介助しながら，午前9時30分～11時30分に眼球位置鉛直面照度で約4,000ルクスを照射した（青部分）．その結果，aのように光照射時は睡眠覚醒リズムが整い（白い部分が睡眠を示す），睡眠時間率も増加した（b）．しかし，光照射を中断するとまた睡眠・覚醒が乱れ，睡眠時間が減少した．そこで再度光照射を開始すると，リズムの乱れ，睡眠時間は改善した．
a：光照射による認知症例の睡眠改善
b：光照射による睡眠時間率の改善

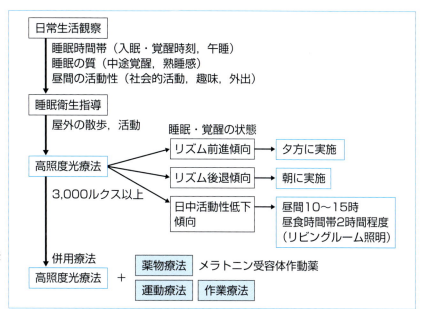

図II-17
高齢者のための高照度光療法
フローチャート
(文献7より引用)

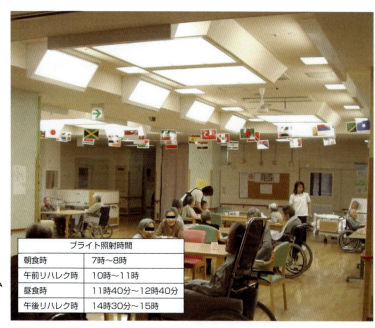

図II-18
ある特別養護施設のリビングルームの光環境

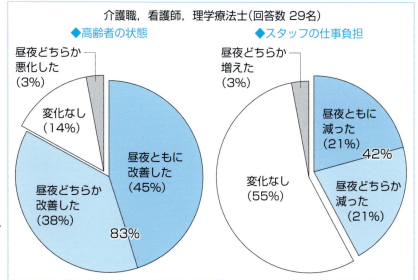

図II-19
高照度光環境による効果
施設入所者の睡眠・覚醒状態が改善したのみならず、スタッフの仕事負担が減少

合には朝に高照度光照射を実施する．日中に活動性がみられる場合には昼間の時間帯，午前 10 時頃からあるいは午後 2 時頃から 2 時間程度，どちらか，あるいは程度に応じて午前・午後の 2 回行うこともよい．施設などで天井燈など居室に照射設備を備えることなどが推奨される．また，リハビリ活動やデイルーム作業などと光照射が同時に考慮された治療も推奨される．さらに改善が不十分な場合には，メラトニン受容体作動薬などの薬物療法や運動療法を併用することで効果が得られる場合もある．

　図Ⅱ-18 は，ある特別養護施設でのリビングルームの風景である．天井には多数の蛍光灯を配し，日中は室内にいても十分な光を浴びることができる．この施設では光照射により，図Ⅱ-19 のように認知症入所者の状態が改善したのみならず，スタッフの仕事負担が減ったことが報告されている．問題は電気代が高いことであると，施設責任者は話されていた．

　高照度光のスペクトラムは緑青色が最も効果が高いことから，白色蛍光灯，LED 照明器具などを工夫するとともに，時間帯により照明光の色などを自然環境に近いものとすると，認知症周辺症状（BPSD）にもよい影響が得られる[10]．

　照射時間，強さなどは積算値から求められるが，人の場合まだまだ十分なデータがない．これまでの報告から標準的に，照度としては 2,500〜3,000 ルクス以上が効果的である．一般的に高照度光療法を家庭や施設などで実施する場合，短期的な治療ではなく，日常生活の中に取り入れることがよい．臨床的には，これまでに行われた屋内での光治療について光条件とその効果をみた総説を参考にされたい[11]〜[13]．

V. 照明環境と LED

　認知症関連施設において照明による光療法を取り入れることで，高齢者の睡眠・覚醒リズム改善による QOL の向上や，夜間徘徊などの減少による介護者の負担軽減が期待できる．ポイントは，昼夜で明るさや光色をダイナミックに変化させることにあるが，その点において，最近普及している LED 照明は大きなアドバンテージとなる．

　光療法で最も重要となるのが，日中に十分な受光量を提供することであり，上述のように蛍光ランプを用いる照明器具では，その際の電力消費量が問題とされる．消費電力の少ない LED であればコストを抑えることができる．また，多くの蛍光ランプを用いるため，ランプが寿命を迎えた際の交換の手間が大きな負担であったが，長寿命が特徴の LED であれば，照明器具の寿命まではランプ交換の必要もない．

　光色について，日中は青色光の多い昼白色などの光が，体内時計により効率よく作用すると考えられているが，逆に夜間では，青色光の少ない電球色などの光色が好ましいとされる[14]．つまり，明るさだけでなく，光色もダイナミックに変化させて，体内時計への神経シグナルにより大きな昼夜のメリハリをつけることが重要である．この点においても，光源が小さいことを特徴とする LED では，光色を自在に変化させる照明器具を構成しやすいという利点があり，一般的な照明器具としても既に商品化されている．

　このように，光環境を光療法による生体リズムの健全化という観点から LED などの照明器具を用いて整備することは，高齢者，介護スタッフ，そして環境にもやさしい施設づくりの一助となる．

Ⅵ. おわりに

　これからの我が国では，急増すると予想される認知症が大きな問題となる．今後の予防や介護者支援も含めて，非薬物療法，特に光環境の調整をすることが認知症医療に大きな効果をもたらすと考えられる．

（宮崎総一郎，大川匡子，野口公喜）

参考文献

1) Mishima K, et al：Morning bright light therapy for sleep and behavior disorders in elderly patients with dementia. Acta Psychiatr Scand, 89(1)：1-7, 1994.
2) 宮崎総一郎ほか：睡眠障害．Pharma Tribune，3：15-26，2011.
3) Khalsa SB, et al：A phase response curve to single bright light pulses in human subjects. J Physiol, 549：945-952, 2003.
4) Cajochen C, et al：Dose-response relationship for light intensity and ocular and electroencephalographic correlates of human alertness. Behav Brain Res, 115(1)：75-83, 2000.
5) Zeitzer JM, et al：Sensitivity of the human circadian pacemaker to nocturnal light：melatonin phase resetting and suppression. J Physiol, 526 Pt3：695-702, 2000.
6) Obayashi K, et al：Exposure to light at night, nocturnal urinary melatonin and obesity/dyslipidemia in the elderly：A cross sectional analysis of the HEIJYO-KYO Study. J Clin Endocrinal Metab, 98：337-344, 2013.
7) 大川匡子：高照度光療法．日本臨，73：997-1005，2015．
8) Gooley JJ, et al：Spectral responses of the human circadian system depend on the irradiance and duration of exposure to light. Sci Transl Med, 2(31)：31ra33, 2010.
9) Okumoto Y, et al：Sleep improvement by light in a demented aged individual. Psychiatry Clin Neurosci, 52：194-196, 1998.
10) 翠川　亨ほか：高照度光照射が認知機能の低下を伴う高齢者の行動・心理症状と介護者負担へ及ぼす影響．日老医誌，51：184-190，2014.
11) Sloane PD, et al：High-intensity environmental light in dementia：effect on sleep and activity. J Am Geriatr Soc, 55(10)：1524-1533, 2007.
12) Gammack JK：Light therapy for insomnia in older adults. Clin Geriatr Med, 24(1)：139-149, viii, 2008.
13) White MD, et al：Senior living environments：evidence-based lighting design strategies. HERD, 7(1)：60-78, 2013.
14) Lucas RJ, et al：Measuring and using light in the melanopsin age. Trends Neurosci, 37(1)：1-9, 2014.

5 聴力低下と認知症

I. はじめに

　日本では，2012年に65歳以上高齢者の約4人に1人が認知症またはその予備群（軽度認知障害，mild cognitive impairment；MCI）と推計され，高齢化の進展に伴うさらなる増加が見込まれている．認知症対策を重点課題とした国家戦略であるオレンジプラン「認知症施策推進5か年計画」が，2013～17年度の計画でスタートし，さらにその内容を強化した新オレンジプラン「認知症施策推進総合戦略」が2015年1月に策定された[1]．そのなかで難聴は，加齢，遺伝性のもの，高血圧，糖尿病，喫煙，頭部外傷と並んで認知症危険因子の1つと位置づけられている．

　本稿では，高齢者の聴力を評価対象に含む国内外の著明な疫学研究から，特に聴力低下と認知症の関係を扱った新しい報告を中心に紹介し，因果関係のメカニズムや，補聴器，人工内耳による難聴への介入と認知機能のかかわりにも言及する．

II. 認知症危険因子としての聴力低下のエビデンス

　聴力障害と認知機能低下の関連はすでに50年前に示唆されており，認知症患者に難聴の頻度が高いことが指摘されていた[2]．高齢化が進む国際社会において認知症の制御は大いなる関心事であり，なかでも介入可能な危険因子の同定には多くの研究努力が注がれている．

　近年数々のヒト対象研究から，高齢期の難聴が認知機能低下リスクになり得るとするエビデンスが相次いで報告されている．対象集団の特性や規模，聴力や認知機能の評価に用いる指標など，多彩なデザインによる取り組みがあり，結果解釈に注意を要するが，対象規模の大きい代表的な疫学研究から，できるだけ新しい報告について表II-3にまとめた[3]～[12]．聴力の低下を，純音聴力検査の結果で定義しているのか，質問票による評価なのか，または末梢聴覚に加えて中枢性聴覚路の機能，聴覚情報処理についてあわせて測定するかどうかによって，認知機能評価結果との関連に違いが生じる可能性はある．聴覚入力信号から情報を獲得する神経処理を表す聴覚情報処理は，音源定位，聴覚識別，聴覚パターンの認知，聴覚系の時間分解能（temporal gap detection），競合する聴覚刺激存在下での聴知覚などを指す．聴覚情報処理障害の責任領域は，一次聴覚野や非言語優位半球，2つの半球の協調，聴覚連合野またはその周辺部など多彩であることが知られており，聴覚情報処理機能の測定は中枢神経処理機構の検査とも考えられるため，認知機能と深く関連することは想像に難くない．

　認知機能は多次元要素から構成され，下位ドメインには，記憶能力，言語機能，注意機能/処理速度，遂行機能などがあり，さらに遂行機能は細分化されて組織化，戦略的思考，精神的柔軟性などに分けられる．それぞれの下位ドメインは，脳の異なった部位で処理されていると考えられている．神経心理学的検査のうち，言語性課題主体の機能検査では，難聴が不利に作用し，見かけ上の認知機能が悪く出る可能性は否定できないため，非言語性検査を組み込んでいる研究も多い．例えば，制限時間内

表Ⅱ-3 聴力と認知機能に関する近年の代表的な疫学研究報告（※各疫学調査概要は本文末 p.64 参照）

	筆者	報告年	評価指標 認知機能	評価指標 聴力	研究デザイン※	筆者の国	結果
横断的解析	Lin[3]	2011	Digit symbol substitution test (DSST)	0.5, 1, 2, 4 kHzの4周波数平均聴力レベルによる良聴耳のレベル	NHANESより60歳代の605名を対象に交絡要因を考慮して解析	米国	10 dBの聴力悪化ごとにDSSTスコア1.5点の悪化がみられた．25 dBの聴力低下に伴う認知機能の低下は，7歳の経年変化とほぼ等価であると試算．補聴器使用者は，聴力低下の重症度や，年齢，性，人種，教育レベル，収入を調整しても有意に認知機能指標が高かった．
	Sugawaraら[4]	2011	Mini-Mental State Examination (MMSE)	0.5, 1, 2 kHzの3周波数平均聴力レベル	Iwaki Health Promotion Projectより50歳以上の846名を対象として，聴力と認知機能，うつ，意欲低下（アパシー），健康関連生活の質（QOL）について解析	日本	聴力低下は，交絡要因を調整後も，認知機能および意欲低下，社会生活機能，日常役割機能（精神）と有意に関連していた．
	Mooreら[5]	2014	流動性知能，展望記憶，視覚記銘'Pairs matching'，数字逆唱テスト，その反応時間	騒音下の3連数字語音聴取閾値検査（Digit Triplets Test, speech-in-noise）	UK Biobankより40～69歳の160,955名を対象	英国	騒音下の数字聞きとりで示される良好な聴力と，各認知機能要素的能力で示される良好な認知機能が関連していた．
	Quarantaら[6]	2014	MMSE, Clinical Dementia Rating Scale, 注意，遂行機能，視空間能力，言語理解，記憶	純音聴力検査，同側耳2音声の検査（Synthetic Sentence Identification With Ipsilateral Competing Message）	Great Age Studyより65歳超の488名を対象に認知機能や聴力以外に，エプワース眠気尺度や摂食スクリーニング質問票（Eating Assessment Tool-10）も調査	イタリア	mild cognitive impairment (MCI) を含む認知機能障害では有意に聴覚情報処理障害と関連しており，MCI患者が高率にアルツハイマー病に移行することを考えると，認知症早期診断のために聴覚検査を認知機能スクリーニング検査に加える意義があるとした．
	Dawesら[7]	2015	カードゲームSnapの反応時間，視覚記銘'Pairs matching'，流動性知能	騒音下の3連数字語音聴取閾値検査（Digit Triplets Test, speech-in-noise）	UK Biobankより40～69歳の164,770名を対象	英国	難聴，認知機能，孤立，うつ，補聴器使用の多変量間の関係性を構造方程式モデル（仮説として提案した変数間の関係性をモデル化し，その妥当性を検証するのに有用な統計的分析ツール）で解析し，難聴とうつ，社会的孤立との有意な関連を報告．

表Ⅱ-3(つづき)　聴力と認知機能に関する近年の代表的な疫学研究報告(※各疫学調査概要は本文末p.64参照)

| | 筆者 | 報告年 | 評価指標 | | 研究デザイン※ | 筆者の国 | 結果 |
			認知機能	聴力			
横断的解析	Harrison Bushら[8]	2015	情報処理速度,遂行機能,記憶に関する11種類の検査	0.5, 1, 2 kHzの3周波数平均聴力レベルによる良聴耳のレベル	SKILL Studyより62~97歳の894名を対象.	米国	良聴耳の純音聴力レベルが,包括的および要素的能力の認知機能測定成績をどの程度予測するのか解析. MMSEによる包括的評価および情報処理速度,記憶,遂行機能いずれの測定成績とも有意な関連がみられた.
縦断的解析	Linら[9]	2011	アメリカ精神医学会作成のDSM(Diagnostic and Statistical Manual of Mental Disorders:精神障害の統計・診断マニュアル)に準拠した認知症の診断	0.5, 1, 2, 4 kHzの4周波数平均聴力レベルによる良聴耳のレベルにより分類	BLSAより追跡開始時に認知症のない36~90歳の639名を中央値11.9年追跡	米国	年齢,性,人種,教育歴,喫煙,糖尿病,高血圧などの交絡要因を調整したモデルで解析した結果,難聴はアルツハイマー病を含むすべての認知症発症に独立した因子として関与.聴力正常群の認知症発症を基準として,軽度難聴群で1.89(95%信頼区間1.0-3.58),中等度難聴群では3.00(1.43-6.30)のハザード比を報告している.
	Kielyら[10]	2012	MMSE	純音聴力検査	DYNOPTAより50~103歳の4,221名を11年追跡	オーストラリア	ベースライン時点でMMSE 24点未満と,認知症の可能性がある者は,その後の聴力低下速度が他の交絡要因と独立して速かった.
	Linら[11]	2014	MRIの関心領域半自動分析アルゴリズムを用いて脳容積測定.	純音聴力検査	BLSAより中枢神経疾患を除いた56~86歳の126名,(聴力正常群75名,聴力低下群51名)を平均6.4年間追跡	米国	ベースライン時の難聴群は聴力正常群に比べて有意に脳萎縮の進行が速かった.
	Gurgelら[12]	2014	Modified Mini-Mental Status Exam(3MS-R)	検査・面談中の聞きとり困難の観察	Cache County Studyより65歳以上の追跡開始時認知症のない4,463名(うち難聴あり836名)	米国	認知機能低下の経年変化は調査開始時の難聴有無により差があり難聴有群:0.71/year難聴無群:0.46/yearと低下スピードが54%速かった.

に数字に対応した符号をいくつ書き写すかというWAIS知能検査の「符号」検査(digit symbol substitution test;DSST)は,各国の調査でしばしば用いられている.

　横断研究では,Linが全米国民健康栄養調査(NHANES)より,DSSTと純音聴力レベルの結果に有意な関係があり,難聴の程度が重くなるほど非言語性の知能検査であるDSSTスコア成績が有意に悪いと報告し[3],この結果は"聴力と認知機能"を扱う多くの論文で引用される代表的な報告となった.近年では認知機能の複数の要素的能力を評価し,聴力との関係性を多面的に検討した報告が増えてき

ている．横断研究のなかで，規模，評価項目ともにひときわ抜きん出ているのが，UK Biobankからの報告である[5)7)]．40～69歳の16万人超の対象者に対し，騒音下の3連数字語音聴取閾値検査(digit triplets test, speech-in-noise)と流動性知能，展望記憶，視覚記銘，数字逆唱テストと反応時間などの関連が解析されている．聴覚検査は，例えば5-0-8といった3連続する数字の音声を雑音環境で聞きとってタッチパネルで回答し，回答の正誤に応じて，noiseとspeechの呈示音圧が変化する方法をとっており，3つの数字を一時記憶しながら操作するため，騒音下での語音聞きとりとワーキングメモリの両方を必要とするオリジナルな評価法となっている．Mooreらは，知的能力検査で評価された各種の良好な認知機能と良好な聴力は有意に関連するという結果を示した[5)]．またDawesらは，認知機能に対する難聴，補聴器使用，孤立，うつという多変量の関係の妥当性を検証するために構造方程式モデルで解析した[7)]．難聴の認知機能低下に対する直接効果は社会的孤立やうつと独立して存在しており，難聴の認知機能低下に対する効果のうち，補聴器使用を介した間接効果は認知機能低下抑制の方向に作用し，社会的孤立やうつをあわせて解析しても有意性に変わりはなかったことを報告した．

　縦断研究では，調査開始時に難聴があると一定期間経過後に認知症を発症する率が高かったり，脳萎縮の進行や認知機能低下が難聴のない群と比べて顕著であったことが報告されている．経年による聴力低下の進行速度が，認知症発見の有力指標となると提唱する研究もある．Kielyらは，オーストラリアのDynamic Analyses to Optimise Ageing(DYNOPTA)プロジェクトにて，聴力や社会経済的項目，mini mental state examination(MMSE)を含む計測を4回，11年にわたり調査し，変化の軌跡を解析した．ベースライン時点でMMSE 24点未満と，認知症の可能性がある者は，その後の聴力低下速度がほかの交絡要因と独立して速かったと報告した．彼らはこの結果を，神経認知疾患と聴力障害の関連を支持する知見と位置づけ，聴力低下の進行は認知症の有用な前駆所見になる可能性を示唆した[10)]．

III．聴力低下と認知機能低下を結びつけるメカニズム

　聴力低下と認知機能低下の因果関係に関しては，神経認知資源を共用し，複数のプロセスを介して因果の方向性は双方向に考え得ることから，様々な仮説が議論されている．WayneとJohnsrudeは，加齢性難聴と認知機能低下に関する数多くの研究をまとめ，両者の間にある因果関係のメカニズムを4つの代表的仮説A)～D)に集約して総説している[13)]．すなわち，

　A) **Cognitive load on perception 仮説**：認知機能低下により音を受容するときの認知的負荷[注)]が増加し，聞こえが悪くなるという，認知機能低下が感覚機能低下をもたらすという方向性の仮説．一方，認知資源は限られているので聴力低下があると聴取努力に認知容量が費やされ記憶に不利になるという説もある．

　[注)]認知的負荷：課題を処理する際に割りあてる必要のある認知処理容量を指す概念．

　B) **Information degradation 仮説**：聴覚入力の減少により，劣化した音声で入る単語や文章は長期記憶として定着しにくい．劣化した音声情報に対しては，内容理解のために，より多くの注意や遂行機能，ワーキングメモリを必要とし，課題処理に疲労を伴うため，聴力低下が認知機能低下をもたらすという方向性の仮説．一時的で可逆的な状態．

　C) **Sensory deprivation 仮説**：慢性的にB)の状態が続くと，神経認知資源が再配分され，求心路

遮断や萎縮を生じ，聴覚路の機能的再構成に加え大脳皮質にも変化が生じるという仮説．聴覚刺激の減少は，さらに神経血管性，神経生理学的な変化をも誘発する．エビデンスの1つは，BLSA調査の部分集団である56〜86歳の126名（聴力正常群75名，聴力低下群51名）を対象とした平均6.4年間のMRI画像追跡で，調査開始時の難聴群は聴力正常群に比べて有意に脳萎縮の進行が速かったという知見が示されている[11]．

D）Common cause仮説：聴力低下と認知機能低下の両者に共通する第3の要因，例えば脳血管障害や，全身性基礎疾患，遺伝学的背景などにより，同時並行で神経病理学的変化がもたらされるとする仮説．高齢期には，記憶能力，言語機能，注意機能/処理速度，遂行機能など多次元要素で構成される認知機能が，複数同時に障害されることもcommon cause仮説に合致するとしている．

因果関係のメカニズムには諸説あるが，単独の解釈で過去の膨大な研究結果すべてを説明することはできず，複数の機序が関与しているものと考えられる．

Ⅳ．難聴に対する補聴器や人工内耳による介入と認知機能の関係

高齢期の難聴に介入することにより，認知機能の低下予防や維持が実現できるのかどうか，高齢化の進む多くの国で検証が試みられている．100名以上の集団を対象として，補聴器による介入と認知機能評価を行った研究はまだ非常にわずかである．Mulrowらは，良聴耳平均聴力40 dB以上の退役軍人194名を，補聴器装用群と非装用群に分けて追跡するランダム化比較研究を行った[14]．難聴のハンディキャップ（hearing handicap inventory for the elderly；HHIE），認知機能（short portable mental status questionnaire；SPMSQ），抑うつ（geriatric depression scale；GDS），生活機能（self-evaluation of life function；SELF）を評価し，ベースラインでは補聴器装用群と非装用群に差がなかったが，4か月後には補聴器装用群は，非装用群に比べてSELF以外の項目で有意な改善を示したと報告した．オランダのvan Hoorenらは，大学病院受診患者のうち60歳以上で良聴耳平均聴力35 dB以上の102名を対象に，補聴器装用を希望した56名と希望しなかった46名について，ベースラインと12か月後の認知機能検査（stroop color-word test；SCWT，concept shifting task；CSTなど）を比較し，補聴器装用群，非装用群ともに有意な変化を認めなかったと報告している[15]．

最近ではDawesらが，Epidemiology of Hearing Loss Study（EHLS）の部分集団から，難聴はあるがベースライン以前には補聴器を所持していない666名を抽出し，ベースライン，5年後，11年後それぞれの時点での補聴器使用群と非使用群を対象として，5つの認知機能検査，聴覚ハンディキャップ，健康関連quality of life（QOL）尺度の結果を解析した[16]．11年の追跡中の認知症発症者は補聴器群11.1%，非補聴器群15.5%で有意差はなく，両群間に身体的健康スコア以外には差を認めなかったと報告した．

人工内耳手術の前後で認知機能を評価した研究もある．Mosnierらは，65〜85歳の言語習得後難聴者94名について，術後6か月，12か月で6種の認知機能検査やQOL，うつ尺度の評価を行った[17]．術前後の比較ができた87名のうち術前に異常値を示した認知テストが1つ以下であった認知機能良好群50名では，術後12か月時の認知テストで悪化したのは24%であった．一方，術前2つ以上の認知テストで異常値を示した認知機能不良群37名では，81%に認知テスト改善を認めた．術前に認知機能評価で異常を示した群においては，人工内耳を用いた聴覚リハビリテーションが，術後6か月の早期から認知機能改善に寄与したことを強調している．

現段階では，高齢難聴者に対する補聴器や人工内耳による介入が認知機能の低下予防や維持に確かに寄与するかどうか，結論づけることはできない．

　一方，認知機能低下のある高齢者の難聴に介入することは容易ではないが，我々はその課題や意義について検討した[18]．国立長寿医療研究センター補聴器外来受診者のうち，認知機能障害疑いで，もの忘れセンターまたは高齢総合内科などで精査を受けた59名から，補聴器購入に至り半年以上経過観察できた18名を個別に調査したところ，電池が切れたままでも気づかないで装用，耳垢による音孔詰まり，耳栓の正しい挿入が困難など，半年経っていても装用状況が不安定であったり，認知機能・全身状態の悪化による補聴器装用中断が18例中8例にみられた．しかし，毎日安定装用ができていた者から聴取した補聴器装用の具体的効果としては，「会話や笑顔が増えた」「テレビに相槌をうちながら見るようになった」「カラオケを歌うようになった」「（怒鳴り声で話さなくてすむので）喧嘩が減った」「（昼間うとうとすることが減ったために）夜間不穏が減った」「耳鳴・幻聴が減った」など，肯定的な感想も多く聞かれた．

　Meisterらは，6か月以上補聴器を使用している平均71.4歳の30名を対象に，騒音下の語音聴取など補聴効果および6種の認知機能検査を行って，認知機能レベルが補聴効果に寄与するかどうかを解析した[19]．結果は，どの認知機能評価も補聴効果への影響は有意でなく，仮に認知機能が低くても補聴器の恩恵が現れにくいということはなかった．筆者らは，認知機能低下があっても高齢であっても，補聴器装用を断念する理由にはならないと結論している．

V. おわりに

　聴力低下と認知症は，国内外で多くの研究が進行し，ここ数年間，新知見の集積が目覚ましい注目のテーマである．また，我々が地域住民対象研究（NILS-LSA）から算出した2010年の推計値によると，65歳以上難聴者人口は全国1,500万人超であるなど，加齢性難聴は我が国における身近な健康問題である[20]．聴力と認知の機能維持に努め，年をとっても心豊かで健やかな毎日を送りたい．

（内田育恵，杉浦彩子）

文　献

1) 厚生労働省：「認知症施策推進総合戦略〜認知症高齢者等にやさしい地域づくりに向けて〜（新オレンジプラン）」について，2015年1月27日報道発表資料
http://www.mhlw.go.jp/file/04-Houdouhappyou-12304500-Roukenkyoku-Ninchishougyakutaiboushitaisakusuishinshitsu/02_1.pdf
2) Kay DWK, et al：Old age mental disorders in Newcastle upon Tyne, II：a study of possible social and medical causes. Br J Psychiatry, 110：668-682, 1964.
3) Lin FR：Hearing loss and cognition among older adults in the United States. J Gerontol A Biol Sci Med Sci, 66：1131-1136, 2011.
4) Sugawara N, et al：Hearing impairment and cognitive function among a community-dwelling population in Japan. Ann Gen Psychiatry, 10：27, 2011.
5) Moore DR, et al：Relation between speech-in-noise threshold, hearing loss and cognition from 40-69 years of age. PLoS One, 9：e107720, 2014.
6) Quaranta N, et al：The prevalence of peripheral and central hearing impairment and its relation to cognition in older adults. Audiol Neurootol, 19 Suppl 1：10-14, 2014.
7) Dawes P, et al：Hearing loss and cognition：the role of hearing aids, social isolation and depression.

PLoS One, 10：e0119616, 2015.
8) Harrison Bush AL, et al：Peripheral Hearing and Cognition：Evidence From the Staying Keen in Later Life(SKILL)Study. Ear Hear, 36：395-407, 2015.
9) Lin FR, et al：Hearing loss and incident dementia. Arch Neurol, 68：214-220, 2011.
10) Kiely KM, et al：Cognitive, health, and sociodemographic predictors of longitudinal decline in hearing acuity among older adults. J Gerontol A Biol Sci Med Sci, 67：997-1003, 2012.
11) Lin FR, et al：Association of hearing impairment with brain volume changes in older adults. Neuroimage, 90：84-92, 2014.
12) Gurgel RK, et al：Relationship of hearing loss and dementia：a prospective, population-based study. Otol Neurotol, 35：775-781, 2014.
13) Wayne RV, et al：A review of causal mechanisms underlying the link between age-related hearing loss and cognitive decline. Ageing Res Rev, 23：154-166, 2015.
14) Mulrow CD, et al：Quality-of-life changes and hearing impairment. A randomized trial. Ann Intern Med, 113：188-194, 1990.
15) van Hooren SA, et al：Does cognitive function in older adults with hearing impairment improve by hearing aid use？ Int J Audiol, 44：265-271, 2005.
16) Dawes P, et al：Hearing-aid use and long-term health outcomes：Hearing handicap, mental health, social engagement, cognitive function, physical health, and mortality. Int J Audiol, 54：838-844, 2015.
17) Mosnier I, et al：Improvement of cognitive function after cochlear implantation in elderly patients. JAMA Otolaryngol Head Neck Surg, 141：442-450, 2015.
18) 杉浦彩子ほか：認知機能障害のある難聴高齢者に対する補聴器適合．Audiol Jpn, 58：81-87, 2015.
19) Meister H, et al：Hearing aid fitting in older persons with hearing impairment：the influence of cognitive function, age, and hearing loss on hearing aid benefit. Clin Interv Aging, 10：435-443, 2015.
20) 内田育恵ほか：全国高齢難聴者数推計と10年後の年齢別難聴発症率　老化に関する長期縦断疫学研究(NILS-LSA)より．日老医誌，49：222-227, 2012.

聴力を評価項目に含む各国の疫学調査概要
※1) National Health and Nutritional Examination Survey(NHANES)：全米国民健康栄養調査．第1回は1971年に実施され，全年齢を対象として毎年5,000名規模で調査が実施されている．
※2) Iwaki Health Promotion Project 岩木健康増進プロジェクト：2005年に始まった青森県弘前市岩木地区住民を対象とする地域健康増進活動．
※3) UK Biobank：UKの40～69歳50万人から生活環境，生活習慣，病歴などの聞き取り調査，身体検査および血液・尿・唾液サンプルなどの生体試料を採取して2006～2010年に実施された前向き住民コホート・バンク．
※4) Staying Keen in Later Life(SKILL) Study：アラバマ州バーミングハム市およびケンタッキー州ボーリンググリーン市周辺地域に住む60歳以上800名超の住民を対象に，高齢者の認知，感覚，機能の間の関係および認知トレーニングがもたらす効果を評価する研究．
※5) Baltimore Longitudinal Study of Aging(BLSA)：National Institute on Aging(NIA)がサポートして1958年から継続実施されている，全米最長の縦断研究の1つ．20歳以上の成人を対象とした，介入を一切行わない観察研究．
※6) Dynamic Analyses to Optimise Ageing(DYNOPTA) project：オーストラリアの加齢に関する9つの縦断研究からデータを統合して50,652件のデータセットを作成し，特に認知症・認知機能，メンタルヘルス，感覚器障害，運動制限の4つのアウトカムに焦点をあてている．
※7) Cache County Study on Memory Health and Aging：米国ユタ州キャッシュ郡の住民5,092名を登録し，アルツハイマー病および他病型の認知症のリスク要因調査を目的として1995年に開始された研究．
※8) Epidemiology of Hearing Loss Study(EHLS)：米国ウィスコンシン州 Beaver Dam Eye Study として1988年にスタートし，その後難聴研究は1993年に開始された．初回参加者は3,753名で5年ごとに縦断調査が行われている．
※9) 国立長寿医療研究センター・老化に関する長期縦断疫学研究(National Institute for Longevity Sciences-Longitudinal Study of Aging；NILS-LSA)：愛知県大府市にある研究センターの近隣地域住民から，調査開始時40～79歳の約2,000名の基礎集団を，1997年より2年ごとに縦断調査した研究．

Ⅱ. 各 論

6 においと睡眠

Ⅰ. はじめに

においは，覚醒状態を調整し興奮状態を鎮静することを目的に用いられてきた長い歴史をもつ．また，においは味覚とも密接に関係し，においなしでは味覚を的確には感受できない．日本語で「におい」を漢字で書く場合，不快な香りの「臭い」とよい香りの「匂い」のように，人間の感じ方によって表記が分かれている．これも古くから香りに馴染んできた日本人の経緯を示している．麝香，ミント系，ジャスミン，ライムなどの柑橘系，シナモンやペッパーなどのスパイス系の香りには覚醒作用のあること，白檀，沈香，ラベンダーのような香りには鎮静作用のあることが，古くから体験的に感得されてきた．従来より用いられている香りは数十種類の香気成分を含むものが多い．例えば，著名な鎮静性の香りであるラベンダーは，酢酸リナリル48％，リナロール40％，酢酸ラベンディル5％，テルビネン4％，カンファー0.8％，1,8-シネオール0.2％，そのほか多種類の成分を含み，品種も数多く存在する．どの成分が生体への有効な作用を有する香気成分であるのか明瞭でなく，このようなものが多い．

Ⅱ. 嗅覚の脳・神経経路

においは，分子として空中を浮遊し，嗅細胞に結合し電気信号を引き起こす．嗅細胞の形状は，人間も鳥類や爬虫類も基本的には同じである．嗅細胞のにおいを感じる部位は，アンテナのように広がっており，その細胞膜ににおい物質を受容する機能性たんぱく質（レセプター）が点々と散在している．人間が感じるにおい分子は40万種類以上といわれ，レセプターも約1,000種類存在する．1～数種類のレセプターをもつ嗅細胞は，類似のにおい分子を1種のレセプターで感じ，分類と識別を行っている．嗅細胞の数はほぼ2,000万個あり，同じ種類のにおい分子を感じる複数の嗅細胞は軸索を伸ばし1個の嗅球に集まって僧帽細胞へ情報を伝えていく．レセプターのレベルでかなり細かなにおいの識別が行われている．嗅細胞は多くのほかのニューロンに情報を伝達し，嗅覚特有の長い神経経路を構築している．人間の嗅覚に関連する脳の皮質は他の哺乳類と比べ極端に退化しているが，嗅覚が脳の機能に様々な影響を及ぼしていることはよく知られている．ラットやネコ，アカゲザルなどの哺乳類における研究で，嗅覚の神経伝導路は，鼻腔の嗅細胞からの刺激が嗅球を通り，梨状葉，前嗅皮質，嗅結節，扁桃体，嗅内皮質などの嗅皮質に入り，においとして認識される．嗅皮質からの出力は，海馬，視床や前頭前野眼窩回へ投射される．前頭葉の前頭前野眼窩回が嗅覚の高次中枢であろうと考えられている．前頭前野眼窩回は前頭連合野に属しており，においが記憶や認識，意識や意欲などのより高次の脳の働きにかかわりをもっている可能性が，この神経経路からも考えられる．また香りには，上行性の嗅覚主路以外に，自律神経系へ直接的に作用する経路（嗅覚副路）が知られており[1]，においの作用については，脳への作用以外に自律神経系への作用をも考慮する必要がある．なお，人間

ではフェロモンのレセプターは見つかっていない．

Ⅲ．においによる睡眠妨害

　嗅覚と睡眠とのかかわりについて，古くより悪臭が睡眠を妨害することが知られている．睡眠中にペパーミントや強い刺激臭を示すピリジンによる嗅覚刺激を付加した実験では，NREM 睡眠の段階 2，3，4 および REM 睡眠において顕著な覚醒効果は認められず，段階 1 において入眠の妨害が生じることが報告[2]されている．この研究結果は，眠ってしまえば，人間はにおいの刺激に対する脳の反応性あるいは認知力が相当に低下することを示している．睡眠に関係して，脳の活動性や情動性の作用をにおいに求める場合には，入眠までの過程あるいは覚醒時のまどろみの過程において最も効果を発揮する可能性を示すものである．

Ⅳ．睡眠を改善する香り

　ベンゾジアゼピン系睡眠導入剤や催眠作用をもつ向精神薬を長期にわたり服用している不眠症患者をラベンダー香の環境下におくと，薬物離脱時に生じる反跳不眠を抑制できるとの報告[3]がある．この報告では睡眠時間の回復が認められており，香気成分が覚醒から睡眠への移行期である入眠過程に良好な影響を及ぼしていたものと推察される．また，ラベンダーを 1 週間にわたり揮散させ，不眠症患者の症状を検討した報告[4]では，症状の改善傾向がみられている．
　そのほか，直接的な入眠促進や睡眠の質的改善作用について科学的な評価に基づいた報告のある単一香気成分は，セドロール（cedrol）[5]，ヘリオトロピン（heliotropine）[6]などわずかである．鎮静作用をもつとされる沈香には，睡眠に対する作用はみられないことが報告されている．セドロールは，マツ科ヒマラヤスギ属のセダー心材から水蒸気蒸留で抽出されたセダーウッドオイルを蒸留精製したものである．純度 99.8％以上のセドロール（セスキテルペンアルコール類）は無臭〜微香の香気成分で，それを揮散させ効果を検証した報告によると，自律神経系への作用は，心拍数および収縮期血圧を低下させ，心拍間隔変動スペクトラム解析で LF/HF 比（心臓交感神経活動バランス）が減少し HF 成分（心臓迷走神経活動）が増大する．睡眠への作用としては，総睡眠時間が延長し，入眠潜時が短縮し，睡眠前半の中途覚醒を減少させることが報告されている．ヘリオトロピンは，バニラ豆，ニセアカシア，セイヨウナツユキソウの花の精油に含有され，やや強いバニラに近い香りがある．ヘリオトロピンの睡眠中の揮散により，睡眠段階 1，2 の減少，睡眠段階 4 の増加，REM 睡眠の増加が報告されている．

Ⅴ．香りを用いた認知症状の緩和

　イギリスでは通常医療の効果の少ない認知症患者に保健医療サービスの一環としてアロマテラピーが行われ，マイルドで毒性の少ない非侵襲的な補助的医療として広く承認されている．認知症におけるアロマテラピーでは，芳香性植物性精油の香りのもつ情動への作用に注目し，症状の緩和に中心を据えアロマコロジー的用法により応用された報告が多い．認知症では，患者との言語的コミュニケーションが困難であり，不穏，不安，痛みなどへの過敏反応，抑うつ状態，神経症的行動の緩和改善に

有効な精神療法や心理療法は困難である．そこで症状緩和に適した香りを，状況に応じて適切に用いることで，認知症患者の症状を緩和できると期待されている．芳香性植物性精油として，ラベンダー，カモミール，マンダリン，アマダイダイ，ゼラニウム，マヨラナ，メリッサ，茶木などの鎮静作用をもつと考えられている香りが用いられ，不穏，不安，神経症的行動の緩和が報告されている．

イギリスのBallardら[7]は，72例の重度の認知症患者を対象として10％メリッサオイルの塗布により不穏の緩和とQOLの改善を報告している．Linら[8]は，70例の認知症患者を対象として，ラベンターにより不穏行動の有意な抑制が認められたと報告している．香気成分が認知症高齢者の覚醒の質的状態を調整することは，信頼性の高い臨床治療法のレビューで知られるコクランデータベースでもとりまとめられている[9]．認知症高齢者の行動異常，異常興奮に対するアロマテラピーによる改善効果においては，多数の研究報告で同時に不眠の改善が報告されている．認知症高齢者でのアロマテラピーによる夜間睡眠の改善は，睡眠に直接的に作用したと考えるよりも，覚醒状態を質的に改善したことで相補的な関係にある睡眠が改善した可能性が高い．

VI. 睡眠改善と認知症状緩和のための香りの有効な使い方

香油マッサージにより生体内に香油成分を浸透させる本来のアロマテラピーと異なり，日本では揮散による使用が大多数である．揮散による香気成分の生体に与える効果は，大部分が嗅神経を介しての神経作用であり，香り提示を中止すれば効果は直ちに消失する．香りには，長期の持ち越し効果や副作用報告のみられないものが多い．

入眠の改善や睡眠の質的な向上を目的とした場合でも，セドロールのような睡眠に直接的に作用する香り以外の香りにも，状況によっての使用法が存在する．日中の過度の眠気をやわらげるために覚醒効果をもつ香りであるペパーミントを11分間用いた報告[10]では，眠気による副交感神経活動の亢進に対して抑制的な効果をもつが，主観的眠気に対しては効果がみられていない．これは，嗅覚神経経路でも上行性の脳神経系に及ぼす影響にはすぐに順応が生じ，効果の持続が望み難いという香りの特徴に由来するものと考えられる．一方で，不規則な時間間隔で香りを提示した場合には，嗅皮質の順応は生じにくいことが知られている．情動系の鎮静や脳の活動性の向上を目的とした香り提示の場合には，感じられる香りが提示できるような技術を用いる必要がある．他方，交感神経や副交感神経の活動を調整する目的の場合には，持続的な香りの提示が有効である．生体の機能は，サーカディアンリズムによって支配されている．生体機能の一日の変化のなかで，適切な香りを提示することで，日中の覚醒状態の向上や夜間の入眠過程と睡眠状態を改善できる可能性も高い．

人間の認知機能は生体リズムの支配下で日内変動を示し，認知症患者の覚醒状態と睡眠状態も生体リズムの支配下で変動し，不穏行動の発現には時間的因子が関与する[11]．大脳皮質の活性上昇が求められる場合には，覚醒系の香りと交感神経活動を活性化させる香りを提示し，不安，焦燥，うつ状態，興奮，心気症状などの情動障害がみられる場合には，大脳辺縁系の情動中枢を沈静化させる香りを，夜間睡眠が分断される場合には，鎮静作用を有し睡眠を改善し交感神経活動の休息を促す香りを提示するなど，chrono-aroma-therapy的な提示手法についても考慮する余地がある．認知症は多様な症状を示し，一日の中でも異なる症状を示す変動性の高い症状特徴をもち，症状が患者のQOLやADLを障害し，介護者の過度の負担の原因となっていることからも，香りの使用は有用な補助的医療の1つになる可能性がある．また近年，認知症の前駆症状としてmild cognitive impairment（MCI）が注目

され，MCI段階での発見が有用な認知症予防の１つと考えられている[12]．中途覚醒が多く，睡眠効率が75％未満と睡眠が質的に悪化している高齢者では，MCIやアルツハイマー型認知症の原因物質と推定されているアミロイドβの蓄積リスクが5.6倍との報告[13]がある．このことは，香気成分を用いて睡眠を質的に改善することで，アルツハイマー型認知症の発症リスクを大幅に低減できる可能性を示している．

（白川修一郎，松浦倫子）

文献

1) Dayawansa S, et al：Autonomic responses during inhalation of natural fragrance of "Cedrol" in humans. Auton Neurosci, 108：79-86, 2003.
2) Carskadon MA, et al：Minimal olfactory perception during sleep：why odor alarms will not work for humans. Sleep, 27：402-405, 2004.
3) Hardy M, et al：Replacement of drug treatment for insomnia by ambient odour. Lancet, 346：701, 1995.
4) Lewith GT, et al：A single-blinded, randomized pilot study evaluating the aroma of Lavandula augustifolia as a treatment for mild insomnia. J Altern Complement Med, 11：631-637, 2005.
5) 山本由華吏ほか：香気成分セドロールが睡眠に及ぼす影響．日本生理人類会誌，8：69-73, 2003.
6) Yamagishi R, et al：Sleep-improving effects of the aromatic compound heliotropin. Sleep and Biol Rhythms, 8：254-260, 2010.
7) Ballard CG, et al：Aromatherapy as a safe an effective treatment for the management of agitation in severe dementia：the results of a double-blind placebo-controlled trial with Melissa. J Clin Psychiatry, 63：553-558, 2002.
8) Lin PW, et al：Efficacy of aromatherapy(Lavandula angustifolia)as an intervention for agitated behaviours in Chinese older persons with dementia：a cross-over randomized trial. Int J Geriatr Psychiatry, 22：405-410, 2007.
9) Thorgrimsen L, et al：Aroma therapy for dementia. Cochrane Database Syst Rev CD003150, 2003.
10) Norrish MI, et al：Preliminary investigation of the effect of peppermint oil on an objective measure of daytime sleepiness. Int J Psychophysiol, 55：291-298, 2005.
11) 大川匡子：加齢と生体リズム―痴呆老年者の睡眠リズム異常とその新しい治療―．神経進歩，36：102-111, 1992.
12) Kryscio RJ, et al：Risk factors for transitions from normal to mild cognitive impairment and dementia. Neurology, 66：828-832, 2006.
13) Ju Y-ES, et al：Sleep quality and preclinical Alzheimer Disease. JAMA Neurol, 70(5)：587-593, 2013.

Ⅲ 診 断

III. 診 断

1 認知症の早期診断

I. はじめに

　現在65歳以上の約15%が認知症であり、"ありふれた疾患"と位置づけられている．また，65歳以上の高齢者は認知症に最もなりたくないと思っている．このような関心が高い疾患であるが，もの忘れなどの初期症状は「年だからしかたがない」と見過ごされがちで，早期発見ができていない．一口に認知症といっても，認知症をきたす疾患は多くあるが，主要な疾患としては約4種類である．認知症の中で最も多いのがアルツハイマー型認知症であるが，血管性認知症，レビー小体型認知症，前頭側頭型認知症などがあり，これらの疾患の鑑別診断が求められる．これら4疾患の病型診断について概説する．

II. アルツハイマー型認知症の診断

　認知症の疑いがもたれたら，その段階ですぐに専門医に直接紹介して構わない．ただ，典型的なアルツハイマー型認知症は診断をして，治療まで結びつけることが望ましい．アルツハイマー型認知症に対して現在症状の進行を抑制できる薬剤があり，早期診断・早期治療に結びつけたい．

III. アルツハイマー型認知症の臨床的特徴

　アルツハイマー型認知症の臨床的特徴は，もの忘れで発症し，楽天的な雰囲気（あまり深刻な雰囲気がない），ゆっくりと症状が進行する，局所神経徴候を欠く，などである．
　もの忘れは発症時期が明瞭でない．「もの忘れはいつからですか？」と尋ねても，ある家族は1年前くらいからといい，別の家族は2～3年前からというように，発症時期が特定しにくいのが特徴である．逆に，もの忘れの発症時期が明確で，例えば何月何日というように特定できるのであれば，アルツハイマー型認知症以外の認知症を考えるべきである．そして，ゆっくりと進行するのが特徴であるので，急に悪化することは稀である．急に悪化した場合は，診断が間違っていたか，アルツハイマー型認知症自体が悪化したのではなく，別の要因が加わった可能性が高い．暑い夏の時期には熱中症や感染症により，症状が悪化している場合が多い．高齢者はしばしば感染症でも発熱をしなかったり，特に認知症があると適切に症状を訴えることができず，周囲が見逃してしまう．局所神経徴候を欠いており，手足の麻痺や錐体外路徴候（パーキンソン様症候）がなく，外見上全く異常がないようにみえる．
　以上から，少しでもアルツハイマー型認知症が疑われたら次のステップへ進み，認知症のスクリーニング検査を行う．

1. 認知症簡易スクリーニング法

　認知症のスクリーニング検査としては，長谷川式簡易知能評価スケール（HDS-R），ミニメンタル

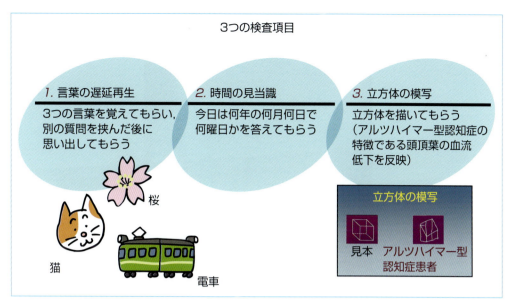

図Ⅲ-1　もの忘れスクリーニング法

ステート検査(MMSE)などがあり汎用されている．HDS-Rの特徴としては，最後の問題で言葉の流暢性を調べる検査があり，これは前頭葉の機能を反映する実行機能をみており，これがMMSEにはない．一方MMSEは，図形の模写や文章作成などの動作性検査が含まれている点が特徴である．HDS-Rにはこのような動作性の記憶に関する質問がない．しかし，多忙な医師にとっては，HDS-RもMMSEも時間的にも精神的にもかなり負担となる．時間的には通常10分以上かかり，また質問に細心の注意をはらって取り組まないと，患者が怒ったりということも稀ではない．もっと簡単で短時間にできるスクリーニングテストが望まれる．そこで，遅延再生，時間の見当識，視空間認知機能の3つのみを検査する，より簡易なスクリーニング法を開発した(図Ⅲ-1)[1]．視空間認知機能の問題というのは，図Ⅲ-1右下のごとく見本のような立方体をみて，きちんと書けるか否かを評価するものである．この理由は，アルツハイマー型認知症では頭頂葉の血流低下が起こり，視空間認知機能の低下をきたす．頭頂葉が視空間認知機能に関係しているからである．このスクリーニング方法だと3分以内に終わり，負担が著しく軽減され検査に導入しやすい．

2. タッチパネル式コンピュータを用いたスクリーニング機器(物忘れ相談プログラム，日本光電社製)

前記の認知症スクリーニングテストも時間的に難しい医師からの要望があり，人が直接質問しなくても可能なタッチパネル式コンピュータを用いた方法の開発を検討した．対象は，アルツハイマー型認知症49例，健常対照群30例とした．タッチパネル式コンピュータによるスクリーニング法は音声と映像による対話形式で，質問に答えながらゲーム感覚で検査を受けることができる．言葉や日時に関する質問，立方体を識別する質問など合計5問で構成し，所要時間は結果の印刷まで含めて合計5分以内で可能である．15点満点で，アルツハイマー型認知症ではほとんどの例が12点以下であり，専門医への受診が望まれる．感度(疾患がある場合，検査が陽性になる割合)96%，特異度(疾患がない場合，検査が陰性になる割合)97%と高い信頼性を示した[2]．この信頼性に加えてこの方法の利点としては，質問者による差がない，精神的，身体的ストレスが少ない，どこでも簡単に施行できる，などが挙げられる．定期的に行うことで，確実に認知症の早期発見に役立てることが可能である．現在この機器は「物忘れ相談プログラム」という商品名で，日本光電株式会社から販売されている(図Ⅲ-2)．

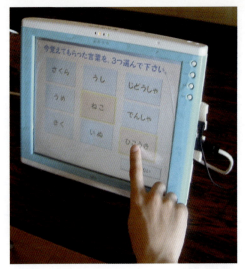

図Ⅲ-2　物忘れ相談プログラム（日本光電社製）

Ⅳ．アルツハイマー型認知症の簡易診断法[1]

　簡単にできる診断法として，前記した遅延再生（あるいは再認），時間の見当識，視空間認知機能の3項目の検査を行い，さらに尿検査，血液検査，生化学検査，画像検査（CT/MRI）を施行する．

　生化学検査では，甲状腺機能検査（TSH，フリーT3，フリーT4）をぜひ入れてほしい．甲状腺機能低下症は若年者では粘液浮腫（myxedema）といわれるような典型的な病像を示すが，老年者ではもの忘れ，意欲低下など，アルツハイマー型認知症と区別がつきにくい症状を呈することが多い．このため，血液による甲状腺機能検査を行わないと発見が難しい．

　画像検査は，一般的にアルツハイマー型認知症の積極的な診断には役に立たないが，正常圧水頭症，慢性硬膜下血腫，脳腫瘍，ほかの器質的疾患の除外に役立つ．

　正常圧水頭症は，認知症，歩行障害，尿失禁を主要な3徴候とする疾患である．しかし，すべての徴候が揃わない例も多く，すべての徴候が揃っていなくても疑う必要がある．画像所見は，典型例は図Ⅲ-3のごとく脳室の拡大が著明である．脳外科医に紹介し，脳室腹腔シャント術を施行してもらうと改善を示す例が多い．

　慢性硬膜下血腫は軽微な頭部打撲により生じる疾患で，頻度が高いものである．きわめて軽微な頭部打撲で起こることが多く，本人も周囲の家族も頭部打撲をほとんど認識していないことが多い．このため，頭部打撲の既往が明らかでないことも多く，もの忘れを訴えて来院された患者では必ず本症を疑う必要がある．典型的な慢性硬膜下血腫の画像所見を図Ⅲ-4に示す．治療は，脳外科医に紹介し，血腫除去術を施行してもらうと改善する．

　脳腫瘍も良性で，緩徐に進行するともの忘れのみが目立ち，老人のもの忘れということで放置されていることも少なくない．図Ⅲ-5は，良性の髄膜腫であることがわかり，摘出手術を受け軽快した症例である．

Ⅴ．専門医が行っている診断基準に基づく診断

　現在専門医が行っているアルツハイマー型認知症の診断の主体は除外診断である．後述するそのほかの認知症をきたす疾患を除外する必要がある．そのために，詳細な問診，内科学的診察，神経学的

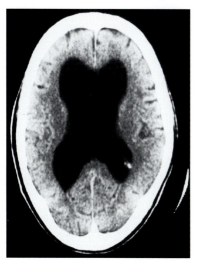
図Ⅲ-3　正常圧水頭症

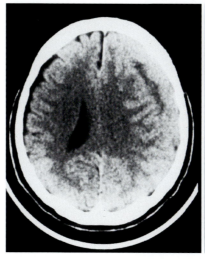
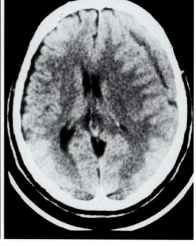
図Ⅲ-4　慢性硬膜下血腫

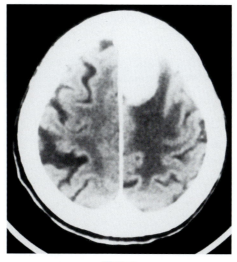
図Ⅲ-5

診察, 神経心理学的検査, 検尿一般, 血液一般, 血液生化学検査, 内分泌学的検査, 生理学的検査, 画像検査, 髄液検査などを行い, DSM-Ⅳ, NINCDS-ADRDA 改訂版の診断基準を満足するものをアルツハイマー型認知症と診断している. 基本概念としては, 緩徐に進行する認知症状のために日常的, 社会的生活に支障をきたすということである.

Ⅵ. うつ病との鑑別

うつ病の患者がもの忘れを訴えて来院することも多く, また認知症の患者がうつ症状を示すこともよくあり, 鑑別が必要である. うつ病の 4 大症状として, 抑うつ気分, 意欲の低下(抑制症状), 不安・焦燥, 自律神経症状(不眠)がある. 年齢が高くなるにつれて, 抑うつ気分, 意欲の低下といった症状の出現頻度が低下し, それに反して, 不安・焦燥感の訴えや, 不定愁訴(倦怠感, 易疲労感, 心気的訴え, ほか)が増加する. そのために, 高齢者のうつ病に気づくのが難しくなる. うつ病患者では, もの忘れを盛んに訴えるが, 実際に検査をしてみると記憶障害が客観的に認められないことが多い.

しかし，臨床的に鑑別が困難な場合もあり，治療的診断を行うことも少なくない．認知症よりもうつ病が積極的に疑われれば，セロトニン取り込み阻害薬（SSRI）を使用して反応性をみる．一方，認知症がうつ病よりも積極的に疑われれば，コリンエステラーゼ阻害薬を投与して反応性をみるのがよいと考える．

Ⅶ．MCIの鑑別診断

アルツハイマー型認知症の前段階として，MCIという概念が提唱されている．Petersenらが提唱したMCIの定義[3]は，①自覚的な物忘れの訴えがある，②客観的な記憶障害を認める，③記憶障害以外の高次機能障害がない，④日常生活動作は保たれている，⑤認知症の診断基準を満たさない，というものである．このMCIの定義には現在のところ一致した見解が得られていないが，少なくとも正常とアルツハイマー型認知症の間に移行期のような状態が存在することは確かであり，認知症の前段階あるいはきわめて早期のアルツハイマー型認知症をとらえている可能性がある．

Ⅷ．認知症の鑑別診断

1．血管性認知症

血管性認知症の症状では，記憶障害はもちろんあるが，意欲低下，感情失禁などが目立つ．アルツハイマー型認知症の患者が比較的楽観的な雰囲気なのに対して，血管性認知症では悲観的な雰囲気が強い．記憶力の検査をしてうまく答えられないと，「自分はどうしてこんなこともわからなくなったんだろう」といって，とても落ち込まれるようなこともよくある．感情失禁は，悲しくないのに泣いてしまう（強制泣き），おかしくないのに笑ってしまう（強制笑い）などがある．血管性認知症では必ず脳血管障害が存在するので，神経学的所見を有することが多い．明らかな麻痺はなくとも，軽度な麻痺でバレーサイン（図Ⅲ-6）を行うとわかるようなもの，歩行障害（幅広歩行）（図Ⅲ-7）などがみられる．バレーサインとは，両手の手のひらを上にして前に差し出し，閉眼してもらう．そうすると，麻痺のある側の手が，図Ⅲ-6のごとく下がってくる．このことにより，軽微な麻痺をみつけることができる[4]．

経過としては，アルツハイマー型認知症が緩徐に進行するのに対して，血管性認知症では階段状に悪化する．脳血管障害や脳虚血発作のたびに症状が悪化する．CT/MRIなど画像検査では，典型的なアルツハイマー型では血管障害病変を伴わず脳萎縮のみであるのに対して，血管性認知症では脳萎縮とともに脳梗塞病変などの脳血管障害所見を呈することが多い（図Ⅲ-8）．一方で，ラクナ梗塞を呈しているだけの認知症症例を血管性認知症と誤診しているケースも，意外と多い．このようなケースは，脳血管障害を有しているが血管性認知症ではなく，脳血管障害を伴ったアルツハイマー型認知症であり，注意が必要である．SPECTではアルツハイマー型認知症が側頭，頭頂葉に血流低下がみられるのに対して，血管性認知症では通常前頭葉の血流低下がみられる（図Ⅲ-9）．

2．レビー小体型認知症

症状として，幻覚，妄想が目立つ認知症はこれを疑ってみる必要がある．パーキンソン症状（振戦，筋固縮，無動），認知症状を示す．幻覚は，現実的で詳細な内容のものが繰り返しみられるのが特徴である．パーキンソン症状のため転倒しやすい傾向がある．

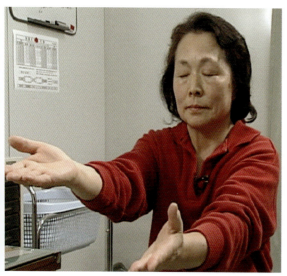

図Ⅲ-6 バレーサイン

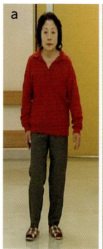

歩行中は肩幅くらいまで足を広げ，バランスをとり歩行する．

図Ⅲ-7 幅広歩行（脳血管性認知症の場合）

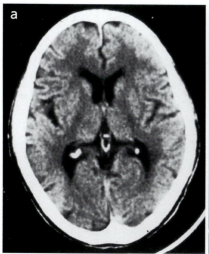
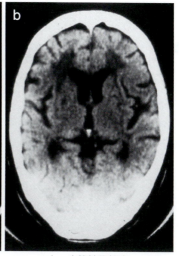

a．アルツハイマー型認知症　　b．血管性認知症

図Ⅲ-8

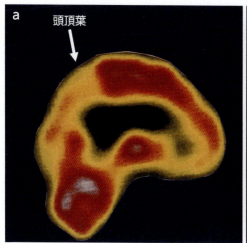
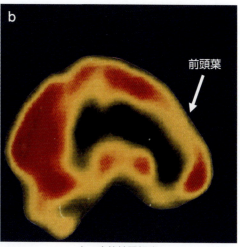

a．アルツハイマー型認知症　　b．血管性認知症

図Ⅲ-9 SPECT（脳血流シンチ）

Ⅲ．診　断　1．認知症の早期診断　75

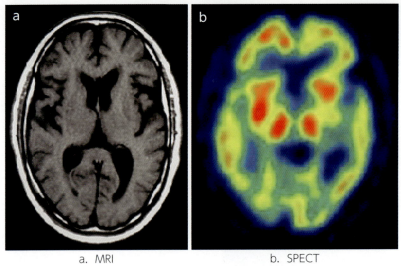

a. MRI　　　　b. SPECT
図Ⅲ-10　レビー小体型認知症の画像所見

　筋固縮の簡単な診察法を示す．手首が最も鋭敏なので，手首の固化徴候を診るとわかりやすい．反対側の手を挙上すると，軽い固化徴候が誘発される[4]．
　画像検査では，後頭葉の病変を有し，SPECT で後頭葉の血流低下を認める（図Ⅲ-10）．近年，MIBG 心筋シンチグラフィでレビー小体型認知症とアルツハイマー型認知症の鑑別が可能という報告がなされている．レビー小体型認知症では心筋での取り込みがみられなくなっている．

3. 前頭側頭型認知症

　性格変化，行動の脱抑制または言語機能の障害で始まることが多く，記銘力障害が主訴になりにくい．診察場面では，しばしば"立ち去り行動"が特徴的である．興味・関心が薄れると，まだ診察途中でありながら診察室から勝手に立ち去ってしまうのである．
　行動の脱抑制とは，本能のおもむくままの我が道を行く行動（going my way behavior）で，これが遮断されたときにしばしば暴力行為が出現し，介護する家族や職員に被害が及ぶ．また，常同行動といわれる時刻表的な生活も特徴的である．必ず決まった椅子に座る，同じコースを歩く（周回）などがある．周回は一見徘徊と間違えられやすいが，徘徊とは異なり必ず同じコースを歩き，基本的に末期になるまで道に迷うことはない．このため，周回をするコースが交通事故にあう危険性が高いなどのとりわけ危険な場所がなければ，禁止する必要はない．また，この病気は反社会的行動をとることが知られており，万引きなどをして警察に捕まることがある．適切な診断がなされていないと，罰せられ懲戒免職になった例がある．早く病気の診断をすることが本人の名誉や家族を救うことになり，大変重要なことである．
　病理学的には肉眼的に前頭・側頭葉に萎縮がみられ，顕微鏡的には萎縮部位にピック球がみられることが多い．以前はピック病と呼ばれていたが，ピック球がでないものもあり，現在は前頭側頭型認知症と呼ばれるようになった．画像検査では，病理所見と同様に MRI で前頭・側頭葉の脳萎縮（図Ⅲ-11-a），SPECT で同部位の血流低下（図Ⅲ-11-b）を認める．最近，Progranulin 遺伝子の同定，TDP-43 蛋白異常が本症の発症機序に関与していることが解明された[5]．これは，本症解明の突破口がみえたことを意味し，今後の病態解明，治療薬開発へとつながることが大いに期待される．

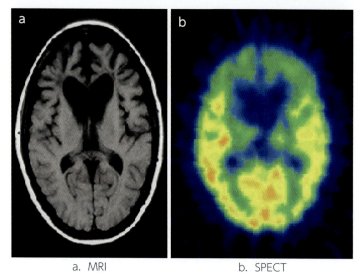

a. MRI　　　　　b. SPECT

図Ⅲ-11　前頭側頭型認知症の画像所見

Ⅸ. 認知症診療の今後の展望

　アルツハイマー型認知症の根本治療薬開発が急速な勢いで進められている．アミロイドβ蛋白のワクチン療法（能動免疫，受動免疫），βおよびγセクレターゼ阻害薬，βおよびγセクレターゼモデュレーター，スタチン，アミロイドβ蛋白の凝集阻害薬など，多くの薬剤の治験が世界的に進行している．

　多くの医師から最も期待されている診断マーカーは，血液などのサンプルで測定でき，数値で判断できるものである．これは，我々研究者にとっても長年の夢であったが，現在我々のグループは，髄液中で見出した糖鎖異常をもったトランスフェリンが血液中でも同様に，新規バイオマーカーとして有用であることを見出した[6]．糖鎖異常をもったトランスフェリンは，アルツハイマー型認知症では健常者に比較して有意に高値をとり，アミロイドβ蛋白より早期の変化であることがわかった．今後，アルツハイマー型認知症の早期発見に役立つことが期待される．

　多くの臨床医に認知症診療に関心をもって，実践していただきたいと考える．

（浦上克哉）

文　献

1) 浦上克哉：痴呆症の治療意義と適切なケアについて―主治医意見書のポイントを含めて―．癌と化学療法，30：49-53，2003．
2) 浦上克哉ほか：アルツハイマー型痴呆の遺伝子多型と簡易スクリーニング法．老年精医誌，13：5-10，2002．
3) Petersen RC, et al：Mild cognitive impairment：Clinical characterization and outcome. Arch Neurol, 56：303-308, 1999.
4) 浦上克哉：認知症の神経学的所見のとり方．本間　昭（編）：45-49，臨床医のためのアルツハイマー型認知症実践診療ガイド．じほう，2006．
5) Bruni AC, et al：Heterogeneity within a large kindred with frontotemporal dementia；A novel progranulin mutation. Neurology, 69：140-147, 2007.
6) Taniguchi M, et al：Sugar chains of cerebrospinal fluid transferrin as a new biological marker of Alzheimer's disease. Dement Geriatr Cogn Disord, 26：117-122, 2008.

Ⅲ. 診断

2 認知症の嗅覚検査

Ⅰ. はじめに

　アルツハイマー病などの認知症患者において嗅覚が低下することは周知の事実であり，嗅覚低下が発症前の早期に出現する症状であることも知られるようになってきた．したがって，嗅覚低下をアルツハイマー病早期発見のためのバイオマーカーとして位置づける試みがなされているが，いまだ嗅覚低下からアルツハイマー病診断までの道筋は確立されていない．本稿では，まずにおいの受容と伝導経路について述べた後，日常，嗅覚障害患者を診療する立場から，嗅覚障害の病態とその診断について述べるとともに，嗅覚機能評価手段としての嗅覚検査について解説する．

Ⅱ. 嗅覚伝導路

　においは空中に漂う揮発性低分子化合物であり，におい分子が鼻腔上後方の嗅粘膜に存在する嗅細胞の線毛膜で受容されることにより，嗅細胞の脱分極が生ずる．脱分極により発生した電位変化が嗅細胞軸索内を伝導し，頭蓋底の篩板を通過して頭蓋内に入り，軸索中枢端が嗅球内で僧帽細胞とで形成するシナプスを介して伝達される．嗅球からは外側嗅索を介して，一次嗅覚野である前嗅核，梨状皮質，扁桃体周囲皮質，前皮質核，嗅内野，嗅結節へと伝搬され，そこからさらに高次中枢である海馬，内背側視床，視床下部，淡蒼球，線条体などを経由して，最終的に眼窩前頭皮質へと伝達される[1]（図Ⅲ-12）．眼窩前頭皮質は嗅覚のほか，味覚，触覚，内臓知覚など様々な感覚が集まり，その統合がなされている．鼻が詰まり，においがわからなくなると食べ物の味も変わるのは，同部での感覚の統合に狂いが生じるために起こるものである．

　嗅覚伝導路の中で海馬や扁桃体をはじめとする大脳辺縁系は，アルツハイマー病においても病変が及ぶ部位でもあり，アルツハイマー病と嗅覚障害との関連を結びつけるのに重要な部位であるといえる．特に海馬は，コリン作動性ニューロンとして嗅球と連絡をもつ一方で，嗅球に豊富に存在する神経成長因子の供給を受けている．同時に嗅球の神経成長因子は嗅細胞の再生に関与していることも知られており[2]，海馬，嗅球，嗅細胞のネットワークはアルツハイマー病における嗅覚障害の病態をひも解く鍵であるといえる．

Ⅲ. 嗅覚障害の病態と分類

　嗅覚障害は先述の伝導路の中で発生部位により4つに分けられ，それぞれに原因となる疾患が存在する（表Ⅲ-1）．呼吸性嗅覚障害は，におい分子が嗅粘膜まで到達しないために生じるもので，慢性副鼻腔炎，アレルギー性鼻炎あるいは鼻中隔弯曲症など，鼻副鼻腔の疾患が原因となり，嗅覚障害の原因の中では最も多い．嗅粘膜性嗅覚障害は，嗅粘膜および嗅細胞の異常によって発生するものであ

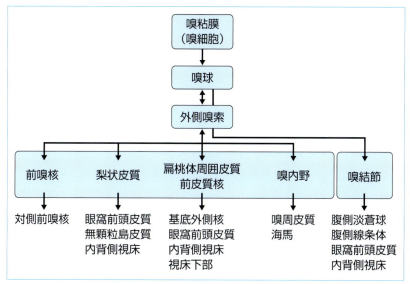

図Ⅲ-12　嗅覚伝導路のダイアグラム(文献1より引用，改変)

表Ⅲ-1　嗅覚障害の病態別分類と原因疾患

分類	障害部位	原因疾患
呼吸性嗅覚障害	鼻副鼻腔	慢性副鼻腔炎 アレルギー性鼻炎 鼻中隔弯曲症
嗅粘膜性嗅覚障害	嗅粘膜(嗅神経細胞)	感冒後嗅覚障害 薬物性嗅覚障害
末梢神経性嗅覚障害	嗅神経軸索	頭部外傷
中枢性嗅覚障害	嗅球〜嗅覚中枢	頭部外傷 脳腫瘍，頭蓋内手術 神経変性疾患 　パーキンソン病 　アルツハイマー病 　脳血管性認知症 Kallmann 症候群

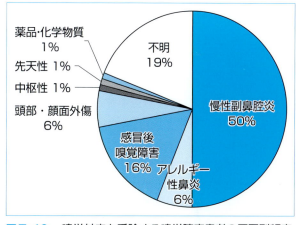

図Ⅲ-13　嗅覚外来を受診する嗅覚障害患者の原因別頻度
(金沢医科大学病院嗅覚外来　2009〜14年, 805例)

る．感冒による嗅細胞障害が最も多いが，薬物性嗅覚障害の一部もこの病態をとることがある．慢性副鼻腔炎による嗅覚障害の多くは呼吸性嗅覚障害であるが，炎症が長期間続くことにより嗅細胞の変性が生じると，呼吸性嗅覚障害と嗅粘膜性嗅覚障害とが合併し，混合性嗅覚障害と呼ばれる状態となる．末梢神経性嗅覚障害は，嗅神経軸索が頭蓋内に侵入し，嗅球とシナプスを形成する前の部分で断裂し嗅覚障害を起こす状態であり，原因は頭部，顔面外傷あるいは脳神経外科手術が挙げられている．中枢性嗅覚障害は，嗅球よりも上位の嗅覚中枢の障害によるものである．頭部外傷によるもののほか，脳腫瘍，脳血管障害でも発生する．アルツハイマー病による嗅覚障害は，変性をきたす部位から中枢性嗅覚障害に含まれる(図Ⅲ-13).

　嗅覚障害を訴えて医療機関を受診する患者の多くは，問診や内視鏡，画像診断などの検査によりその原因が明らかになる．最も多いのは慢性副鼻腔炎やアレルギー性鼻炎などの鼻副鼻腔疾患であり，次いで多いのが感冒後嗅覚障害，外傷性嗅覚障害である．頻度は低いが，薬物性，先天性，頭蓋内疾患などがある．諸々の検査を行っても原因が特定できない嗅覚障害も少なからず存在し，臨床上は特発性嗅覚障害と称せられるが，加齢による嗅覚低下やアルツハイマー病の予備軍はこの中に含まれて

いることが想像される．

IV．加齢と嗅覚

　視覚や聴覚などと同様に，嗅覚も加齢に伴い減退する．加齢に伴う嗅覚低下も，アルツハイマー病の早期症状による嗅覚低下も，いずれも鼻副鼻腔の形態に変化をきたさず，明らかな発症の契機が不明であることから，臨床上，両者を鑑別することは困難であるため，まず，加齢に伴う嗅覚低下について説明する．

　Doty ら[3]は，米国人を対象とし，嗅覚同定検査(University of Pennsylvania smell identification test；UPSIT)を用いた調査により，60歳代から嗅覚は低下し，いずれの年代においても男性が女性よりも嗅覚機能が劣ることを報告した．Saito ら[4]も，自らが考案したスティック型嗅覚同定検査装置を用い日本人を対象とした研究で，同様の結果を報告している．これらの結果から，嗅覚の加齢による低下は60歳代から始まるものと考えられる．

　それでは，各年代においてどのくらいの嗅覚低下者がいるのであろうか．米国のNIHが1994年に行った42,000世帯，80,000人を対象とした調査では，65歳以上75歳未満の1,000人中26.5人，75歳以上では1,000人中46人が嗅覚障害を有することが判明した．その結果，米国における17歳以上のうち，270万人が嗅覚障害を有していると推測した[5]．しかし，この調査はアンケートによるものであり，実際に嗅覚検査を行って得られた結果ではない．我々が地域住民を対象として行った嗅覚，味覚機能に関する研究において，60歳以上の高齢者では6割以上の対象が嗅覚低下をきたしているものの，実際に嗅覚低下を自覚していたのは1割足らずであったという結果を得ている．すなわち，嗅覚が低下しているにもかかわらず，それに気づいていない高齢者が相当数いるものと思われる．アルツハイマー病などの認知障害者の早期発見のために，第一スクリーニングとして嗅覚低下者を抽出しても，その数は膨大なものであり，そこから効率的に認知障害者の発見につなげる手段の発見が今後の課題となる．

V．嗅覚障害の診断

　嗅覚障害を訴えて受診した患者に対して，原因診断と障害の有無ならびに障害の程度の診断を行う．原因の診断としてまず初めに行われるのは，病歴聴取である．発症時期，発症の誘因，発症の様式(急に起こったか，徐々に進行したか，気づいたらにおいがしなくなっていたかなど)，発症後の症状の変化(持続性か，増悪傾向にあるか，時期により変動するかなど)，既往歴，薬剤服用歴，味覚障害の有無，異嗅の有無などを聴取する．感冒後嗅覚障害や外傷性嗅覚障害では，病歴聴取が唯一の原因決定の根拠とならざるを得ないこともある．次いで行われるのは鼻腔内の観察である．原因として最も多いのが慢性副鼻腔炎であるため，鼻茸の存在や嗅裂の開存など，内視鏡を用いた診察が不可欠である．さらに鼻腔内に異常所見が認められる場合は，CTにより副鼻腔ならびに嗅裂の状態を観察する．撮影条件としては，骨条件での冠状断撮影が有用である．鼻内視鏡やCTで異常所見を認めない場合，あるいは中枢性病変が疑われる場合はMRIにて頭蓋内病変を観察する．以上の診断手順において原因が明確にされない場合は特発性嗅覚障害と診断し，加齢性変化あるいはアルツハイマー病の早期症状の可能性が残される．

表Ⅲ-2　嗅覚検査の分類

自覚的検査	他覚的検査
閾値検査 　T＆Tオルファクトメトリー（検知閾値） 　CCCRC閾値検査 　Sniffin' Sticks 閾値検査 同定検査 　T＆Tオルファクトメトリー（認知閾値） 　においスティック® 　Open Essence® 　UPSIT 　Sniffin' Sticks 同定検査 識別検査 　Sniffin' Sticks 識別検査	脳反応検査 　におい誘発脳電位 　SPECT 　脳磁図 　近赤外線分光法 　機能的 MRI 自律神経反射 　瞳孔反応 　呼吸曲線

Ⅵ. 嗅覚検査

　嗅覚検査は，嗅覚障害の有無，障害の原因とその程度を判定するとともに，予後を推測する目的で行われる．国内外で様々な検査がなされており，表Ⅲ-2 にその分類と検査法を示す．

　嗅覚検査は，他覚的検査と自覚的検査に分けられる．他覚的検査はにおい刺激を与えた際に生じる生体の応答を測定，記録して判定を行う方法を指し，自覚的検査は患者の応答に基づいて判定を行う方法である．他覚的検査はいくつかの方法がこれまで試みられているが，いまだ嗅覚中枢の同定など研究目的の使用のみで臨床応用はなされていない．

　自覚的検査は，閾値検査，同定検査ならびに識別検査に分けられる．閾値検査とは，被験者が感じることのできる最少濃度を求める検査である．我が国で行われている閾値検査は，T＆Tオルファクトメーターを用いた基準嗅力検査での検知閾値測定が該当する．5種の嗅素での平均を用いる点で，海外には類をみない長所を有する一方で，米国で用いられているCCCRC test（Connecticut Chemosensory Clinical Research Center test）[6]や欧州を中心に用いられるSniffin' Sticks[7]とは異なり，強制選択方式ではないため，結果のあいまいさや主観の影響が結果に入り込む余地がある．

　同定検査とは，嗅いだにおいが何のにおいか，あるいは何に近いにおいかを決定する能力を計る検査である．嗅覚中枢機能の判定に有効であるとともに，閾値検査ほど時間がかからないため，嗅覚スクリーニング検査としても用いられている．我が国では，T＆Tオルファクトメトリーの認知閾値が該当する．海外に眼を転じると，米国ではCCCRC testの同定検査，欧州ではSniffin' Sticksの同定検査が用いられる．また，Smell Identification Test®は，米国のペンシルバニア大学で開発された40種類のにおいを用いる検査であり，現在19か国の言語で作られている．我が国では同定能検査専用の検査キットはなかったが，近年，開発されたスティック型嗅覚検査「においスティック®」やカード型嗅覚検査「Open Essence®」も同定検査に属する（図Ⅲ-14）．いずれも産業技術総合研究所で開発されたものであり，日本人になじみの深い12種のにおいをマイクロカプセルに付着させ，前者ではスティック糊状に固めたものを薬包紙に塗り，検者が折りたたんで擦り，発散するにおいを被験者が嗅いで，4つのアイテムと「無臭」「におうがわからない」の6つの選択肢から選ぶものである．後者では，マイクロカプセルは二つ折りの紙に封入され，被験者が開封するとにおいが発散する仕組みになっており，においスティックと同様6つの選択肢から選択する．いずれの検査法も，嗅覚同定検査あるいはスクリーニング検査としての有用性が証明されている[8]〜[13]．

　識別検査とは，あるにおいと別のにおいとの違いを区別する能力を判定する検査である．同定検査と同様，嗅覚中枢の機能を判定する目的で行われる．我が国では本検査に該当するものはなく，T＆

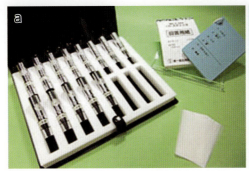 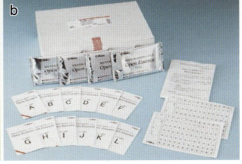

a．においスティック®（第一薬品産業株式会社）　　b．Open Essence®（和光純薬工業株式会社）

図Ⅲ-14　嗅覚同定検査

Tオルファクトメーターの嗅素を用いて行うことも可能であるが，5種の嗅素の認知域値測定で十分に判定できるため，滅多に行うことはない．

上記のいずれにも属さず，我が国特有の検査に静脈性嗅覚検査がある．本検査は静脈内に投与したアリナミン特有のにんにく臭を検知できるかを判定する検査で，嗅覚脱失の判定ならびに嗅覚障害の予後の推測に有用な検査である．

以上の自覚的検査のうち，日本において保険医療で認められ点数請求可能な検査は，T＆Tオルファクトメーターを用いる基準嗅力検査とアリナミン注射液を用いる静脈性嗅覚検査のみである．それ以外の検査は，検査キットが日本の薬事法の承認が得られていないため，現時点では研究用として用いられるのみであり，保険請求はできない．

Ⅶ．認知症と嗅覚検査

それでは，嗅覚低下という現象からどのようにすれば，認知症の発症前診断が可能であろうか．まず，認知症における嗅覚低下で特徴的なのは，においはするが何のにおいかわからないという同定能力の低下である．したがって，においスティック®やOpen Essence®などの嗅覚同定検査を用いることは，簡便性からみても妥当である．しかし我々の調査から，60歳以上の高齢者ではその6割以上がOpen Essence®を用いた検査において，標準値を下回っていた（未発表）．一方，60歳以下で標準値を下回る頻度は極めて低く，60歳未満で嗅覚同定能が低下している場合には候補として挙げる必要がある．ただし，嗅覚低下をきたす疾患は前述の通り多数あり，まず原因疾患を鑑別する目的で鼻内視鏡検査，CTによる画像検査が必須であり，耳鼻咽喉科の診断が必要とされる．

60歳以上の嗅覚低下者に対しても，若年者と同様，原因疾患の特定は必要である．そのうえで，原因が特定できない場合に候補となる．次に認知症による嗅覚低下の特徴として，同定能力の低下に比して検知能力は保たれているという点を考えると，T＆Tオルファクトメーターを用いる基準嗅力検査は検知閾値と認知閾値を同時に測定することが可能であるため，同検査において検知閾値と認知閾値との間に強い乖離がみられれば，さらに候補として絞られる．次なる手として考えられるのは，MRIであろう．Devanandら[14]は，Smell Identification Score（嗅覚同定能），Pfefferら[15]が考案したFunctional Activities Questionnaire，言語学習と記憶を測定するSelective Reminding Testに加えてMRIによる海馬と嗅内野の容積測定を組み合わせることにより，軽度認知障害の中でアルツハイマー病へと進展する患者を高率に予測することが可能であると報告した．MRIは嗅覚障害の原因診断にも用いられており，さらに早期アルツハイマー病診断支援システムVSRADを用いることにより，アルツハイマー病が疑わしい患者の抽出の精度が高くなるものと思われる．それでも，アルツハイ

マー病発症前の患者のアルツハイマー病への進行を予想することは難しく，いまだブラックボックスが存在するといわざるを得ない．

VIII. おわりに

　嗅覚の受容伝導経路から嗅覚障害の病態ならびに診断について概説するとともに，認知症早期発見のツールとなり得るための方法について解説した．本稿が，認知症早期発見法の解明のための一助となれば幸いである．

（三輪高喜）

文　献

1) Gottfried J, et al：Smell：Central nervous processing. Hummel T, et al eds：44-69, Adv Otorhinolaryngol. Karger, 2006.
2) Miwa T, et al：Role of nerve growth factor in the olfactory system. Microsc Res Tech, 58：197-203, 2002.
3) Doty RL, et al：Smell identification ability；changes with age. Science, 226：1441-1442, 1984.
4) Saito S, et al：Development of a smell identification test using a novel stick-type odor presentation kit. Chem Sences, 31：379-391, 2006.
5) Hoffman HJ, et al：Age-related changes in the prevalence of smell/taste problems among the United States adult population. Results of the 1994 disability supplement to the National Health Interview Survey(NHIS). Ann N Y Acad Sci, 855：716-722, 1998.
6) Cain WS, et al：Clinical evaluation of olfaction. Am J Otolaryngol, 4：252-256, 1983.
7) Hummel T, et al：Normative data for the "Sniffin' Sticks" including tests of odor identification, odor discrimination, and olfactory thresholds：an upgrade based on a group of more than 3,000 subjects. Eur Arch Otorhinolaryngol, 264：237-243, 2007.
8) 三輪高喜ほか：嗅覚障害患者を対象としたスティック型嗅覚検査法の臨床的有用性に関する研究．日耳鼻会誌，107：956-965, 2004.
9) Kobayashi M, et al：Suitability of the odor stick identification test for the Japanese in patients suffering from olfactory disturbance. Acta Otolaryngol Suppl, 553：74-79, 2004.
10) 志賀英明ほか：人間ドックにおけるスティック型嗅覚検査法（OSIT）による嗅覚障害スクリーニングの検討．日耳鼻会誌，110：586-591, 2007.
11) 西田幸平ほか：カード型嗅覚同定検査「Open Essence」の有用性．日耳鼻会誌，113：751-757, 2010.
12) Okutani F, et al：Evaluation of "Open Essence" odor-identification test card by application to healthy volunteers. Auris Nasus Larynx, 40：76-80, 2013.
13) Fujio H, et al：Evaluation of card-type odor identification test for Japanese patients with olfactory disturbance. Ann Otol Rhinol Laryngol, 121：413-418, 2012.
14) Devanand DP, et al：Combining early markers strongly predicts conversion from MCI to AD. Biol Psychiatry, 64：871-879, 2008.
15) Pfeffer RI, et al：Measurement of functional activities in older adults in the community. J Gerontol, 37：323-329, 1982.

III. 診断

3 嗅覚障害からみた認知症早期診断

I. はじめに

　嗅覚は，動物において primitive sense である．嗅覚は加齢とともに衰える一方，認知症を代表とする神経変性疾患は加齢とともに有病率は増加する．嗅覚障害は種々の神経変性疾患にみられる症候の1つであるが，日常診療の現場において，患者から嗅覚についての主訴がない限り詳細な検査が行われる機会がないと思われる．神経変性疾患の中でもアルツハイマー病やパーキンソン病で嗅覚障害がみられることは，古くから報告されている．変性性認知症であるアルツハイマー病とレビー小体型認知症（レビー小体関連疾患）では，嗅覚障害自体が認知機能障害を発症する以前の段階で先行してみられることから，嗅覚障害がこれらの疾患の早期発見や診断に重要な役割を果たす可能性がある．
　本稿では，アルツハイマー病とレビー小体型認知症における嗅覚障害とレビー小体関連疾患と関連が深いレム睡眠行動異常症における嗅覚障害を中心に，嗅覚障害から認知症早期診断の可能性について概説する．

II. 健常高齢者と嗅覚障害

　Doty らは，heterogeneous な集団において，UPSIT（University of Pennsylvania Smell Identification Test）を用いて，年代別および性別に UPSIT スコアの中央値をみたところ，男性では60歳代より，女性では70歳代より UPSIT スコアの中央値の低下，すなわち嗅覚機能の低下を認め，加齢とともに低値を示し，特に男性のほうが重度であったと報告している[1]（図III-15）．健常成人における嗅覚の低下は，喫煙よりも加齢による影響が最も強く，実際には個人差がみられる[2]．嗅覚脱失例は一般人口の約4～6%とされるが[3]，65歳未満では人口の約2%，65～80歳になると約50%，80歳を超えると75%に嗅覚の問題があるとされている[2]．加齢に関連した嗅覚障害のメカニズムには，嗅粘膜層の傷害，嗅球の萎縮，顆粒細胞と僧帽細胞数の減少および嗅皮質の活動減少が指摘されている（図III-16）[4]．
　嗅覚には，嗅覚検出（olfactory detection），嗅覚同定（olfactory identification），嗅覚識別（olfactory discrimination）があるが，嗅覚障害の種類には，量的障害である嗅覚脱失（anosmia）と嗅覚減退（hyposmia）のほか，質的障害である広義の異嗅症がある．本稿で対象となるのは，嗅覚脱失または嗅覚減退である．嗅覚障害の原因には，呼吸性（鼻腔内：鼻疾患），末梢性（①鼻粘膜：薬物，感冒，副鼻腔炎，②嗅神経軸索性：頭部外傷），中枢性（嗅球から嗅覚中枢：頭部外傷，脳腫瘍，神経変性疾患，Kallmann 症候群）に大別される．
　嗅覚障害の検査法には，海外では UPSIT，BSIT（Brief Smell Identification Test），Sniffin' Sticks，国内では T&T 基準嗅覚検査，アリナミンテスト，簡易型嗅覚測定キット（スティック型嗅覚識別検査：OSIT-J，カード型嗅覚識別検査：Open Essence）が用いられている．

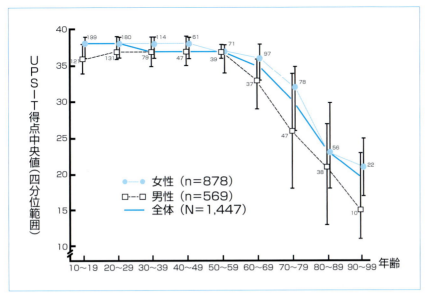

図Ⅲ-15　UPSIT得点　年齢別および性別との関連(文献1より引用)

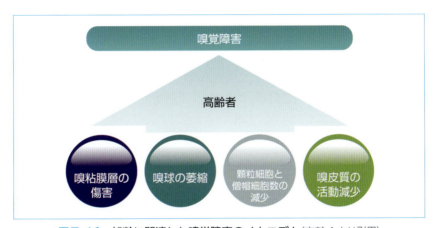

図Ⅲ-16　加齢に関連した嗅覚障害のメカニズム(文献4より引用)

　嗅覚脱失と嗅覚に関連する脳の構造物をみたとき，梨状葉皮質，島皮質，眼窩前頭皮質，海馬，海馬旁回，側坐核，梁下回，内側前頭前皮質，背外側前頭前皮質の変化と関連するとされている[5]．特に嗅覚皮質(扁桃体周囲皮質，前梨状皮質，嗅内皮質)と記憶や情動を司る脳領域(扁桃体，海馬，視床背内側核)と連絡していることは，嗅覚と記憶・認知機能との関連を考えるうえで重要である．臨床的に健常な高齢者において，嗅覚同定能とアルツハイマー病のバイオマーカーとの関連をみた横断的研究では，嗅覚同定能の低下と嗅内皮質の菲薄化や海馬容積の減少との関連を指摘した報告がある[6]．

Ⅲ．神経変性疾患と嗅覚障害

　神経変性疾患であるアルツハイマー病やパーキンソン病では嗅覚障害が認められるが[7]，これらの患者のほとんどが検査を受けるまで嗅覚脱失に気づかれないことが多い[8]．嗅覚障害が加齢とともに増加する中で，高齢者に有病率の高いアルツハイマー病やレビー小体関連疾患(パーキンソン病とレ

ビー小体型認知症)において，病初期に嗅覚障害が出現することが知られている．嗅覚障害と認知症性疾患について概説する．

1. アルツハイマー病

1983年にAverback[9]が，アルツハイマー病における嗅上皮の病理学的変化を初めて報告して以来，1985年頃からアルツハイマー病に嗅覚障害がみられるという報告が散見されるようになった．アルツハイマー病の初期症候に嗅覚脱失がある．Serbyら[10]は，嗅覚認知機能障害がアルツハイマー病の重症度と関連することを示し，嗅覚認知機能検査がアルツハイマー病の早期診断に活用できる可能性を示した．すなわち，アルツハイマー病では嗅覚障害が疾病早期に生じ，典型的なアルツハイマー病の症状の発症に先行して，発病前段階(preclinical)の時期にみられることを示した(図Ⅲ-17)[11]．

アルツハイマー病の前病段階とされる軽度認知機能障害(mild cognitive impairment；MCI)では，アルツハイマー病と連続性をもつ疾患概念であり，アルツハイマー病への移行が年間約10%とされており，MCI患者では健常者に比べてアルツハイマー病を発症するリスクをもつ．MCI患者では健常者に比べて嗅覚機能の障害がみられ，olfactory performanceの障害が認知機能低下に先行することが知られており[12]，Devanandらは，MCI患者において嗅覚同定能障害の自覚がないことがアルツハイマー病の早期診断マーカーとして重要であることを[13]，またBahar-Fuchsらは，嗅覚脱失の自覚がないことがMCIからアルツハイマー病へ移行する予測因子であることを示している[8]．また，アポリポ蛋白E4の遺伝子表現型をみたとき，嗅覚脱失がある健常者においてアポリポ蛋白E4アレル(apolipo-protein E4 allele)をもつ例では認知機能低下を発症するリスクが5倍に増加することが報告された[14]．脳MRI画像による検討では，加齢により嗅球の容積の変化がみられるが，アルツハイマー病やパーキンソン病のような神経変性疾患にも同様の変化がみられ，嗅球の容積は嗅覚機能のマーカーとしても用いられる．Growdonらは，臨床的に正常な高齢者におけるUPSITによる嗅覚同定能の低下は，梨状葉皮質の厚さや海馬の容積の減少を含むアルツハイマー病のバイオマーカーとの間に関連があることを報告した[15]．

アルツハイマー病の特徴的な神経病理学的所見に，βアミロイド(老人斑)沈着，タウ蛋白関連の神経原線維変化(neurofibrillary tangles；NFTs)がある．嗅覚障害と病理学的変化との関連はβアミロイドよりもNFTsと関連するとされている．Wilsonらは，アルツハイマー病病理と高齢者の嗅覚同定能をみたところ，一部において嗅覚中枢のNFTsによるものであることを示した[16]．NFTsは嗅覚神経系である嗅球，嗅覚路，前嗅核，経嗅内野，嗅内皮質，扁桃体でみられ，これらの領域を含めてNFTs数は認知症の重症度と関連があるとしている[2]．Braakらは，病理進行過程のStageⅠ～Ⅱ(経嗅内野)の段階では，嗅内皮質にNFTsが観察され，この変化は正常な老化でも認められるとし，StageⅢ～Ⅳ(辺縁系)の段階では嗅内皮質に多数のNFTsが観察され海馬や鉤状回にも分布が広がり，StageⅤ～Ⅵ(新皮質)へ病期が進行すると，辺縁系のNFTs病理の進行とともに新皮質にもNFTsが出現し，この段階では明らかな認知機能障害がみられると報告している(図Ⅲ-18)[17]．Kovácsらのアルツハイマー病における嗅覚中枢の病理学的検討では，ごく早期(Braak stage 0～Ⅰ)において，嗅球にNFTsの出現がみられると報告している[18]．

嗅覚同定能の障害がMMSE(Mini-Mental State Examination)スコアの低下[19]や言語性記憶[20,21]と関連するとの報告の中で，嗅覚障害が認知機能低下やアルツハイマー病の発症を予測するという縦断的研究も報告されている．Devanandらは，言語性エピソード記憶の障害あるいは嗅覚同定能の障害がアルツハイマー病の発症を予測し，両者を組み合わせて用いると，それぞれを単独で用いるよりも

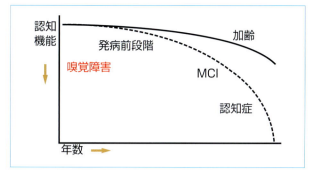

図Ⅲ-17 アルツハイマー病の経過と嗅覚障害（文献11より引用改変）

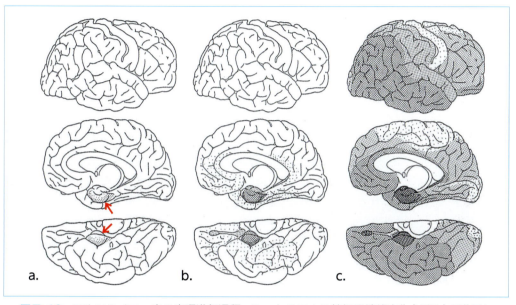

図Ⅲ-18 アルツハイマー病の病理進行過程　Braakらによる神経原線維変化（NFTs）の進展とステージ（文献17より引用）

　　a：transentorhinal（経嗅内野）Ⅰ-Ⅱ
　　b：limbic（辺縁系）Ⅲ-Ⅳ
　　c：isocortical（新皮質）Ⅴ-Ⅵ
　　（図中の▨（点）は，NFTsの分布を示す．）

優れることを報告している[22]．Devanandは，認知症のない都会の住民約1,000例を2～4年フォローアップしたところ，ベースラインのUPSITスコアが低値（嗅覚障害あり）の例では，交絡因子を除外しても認知機能低下と関連することを報告し，嗅覚同定能の障害は，言語性エピソード記憶よりも認知機能が正常例の認知機能低下の発症予測に役立つことを示し，UPSITスコアが低い例ほどアルツハイマー病へ移行する例の割合が多かったと報告している．ROC解析による認知機能低下の予測において，嗅覚検査（UPSIT）は即時記憶検査（SRT-TR）単独あるいはUPSIT＋SRT-TRの組み合わせよりも優れていた[23]．また，住民を対象にした前向き研究（Mayo Clinic Study of Aging）において，健忘型MCI（aMCI）あるいはアルツハイマー病の発症リスクをもつ例の中で，研究を開始する時点で健常であった例を3.5年追跡したところ，嗅覚障害の存在がMCIの発症あるいはaMCIからアルツハイマー病への進行と関連することが示され，嗅覚検査が潜在するMCIのスクリーニングやMCIか

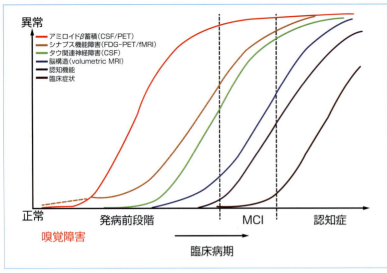

図Ⅲ-19 アルツハイマー病の経過とバイオマーカー（文献11より引用・改変）

表Ⅲ-3 主な神経変性疾患と嗅覚障害の重症度の比較

疾患名	嗅覚脱失の重症度
パーキンソン病	＋＋＋＋
アルツハイマー病	＋＋＋
多系統萎縮症	＋＋
ハンチントン病	＋＋
運動ニューロン疾患	＋
進行性核上性麻痺	－/＋
本態性振戦	－/＋
大脳皮質基底核変性症	－

（文献29より引用改変）

ら認知症への進行を予測するのに有用である可能性を示唆した[24]．

　アルツハイマー病の経過とバイオマーカーの推移から，アルツハイマー病の早期診断の試みとして近年バイオマーカーの開発が進歩してきている（図Ⅲ-19）[11]．アルツハイマー病患者の脳では発症10～15年前よりアミロイドβ（Aβ）の沈着と老人斑の形成から病理学的変化が始まり，続いてタウ蛋白の凝集，リン酸化がみられる．MCI患者の70％は進行性認知機能障害を生じ，髄液Aβの低値，総タウ蛋白，リン酸化タウ蛋白の高値など，アルツハイマー病のバイオマーカーの異常がみられる．バイオマーカーに異常をきたしている患者では，アルツハイマー病を発症するリスクが高い．これらのバイオマーカーの動態を髄液検査や画像診断（SPECT/PET検査，MRI検査：volumetric MRI，functional MRI）にて評価し，アルツハイマー病の早期診断が試みられているが，日常診療の現場で，認知症を発症するリスクをもつ例において，早期の段階での嗅覚障害のスクリーニングは，医師など医療従事者や患者への検査に伴う侵襲や負担が少なく，認知症の早期診断の検査法の1つとして応用できる可能性がある．

2. パーキンソン病，レビー小体型認知症

　嗅覚障害は，レビー小体関連疾患（パーキンソン病とレビー小体型認知症）において高率に認められる．パーキンソン病において嗅覚障害がみられることは，1975年にAnsari & Johnsonによる最初の報告以来[25]，諸家からの報告があり[26]～[28]，パーキンソン病の非運動症状の1つとしても重要である．また嗅覚障害の有無やその程度より，パーキンソン病と鑑別が必要なほかのパーキンソン関連疾患（例：進行性核上性麻痺，大脳皮質基底核変性症，多系統萎縮症）との鑑別にも利用が可能である（表Ⅲ-3）[29]．パーキンソン病に関連した脳の神経病理の病期によると，パーキンソン病でみられるレビー小体病変は，病初期（Braak stageⅠ）には迷走神経の背側運動核，前嗅核に出現するとされ，嗅覚障害はパーキンソン病の経過の中で病初期に出現する症状として明らかにされてきた（Braakの上行性病期進展仮説）[30]．Ponsenらは，特発性嗅覚低下例においてパーキンソン病の発症リスクの増加と関連があることを示した[31]．またパーキンソン病において認知症の発症を予測する試みもなされ，パーキンソン病において嗅覚障害が高度である例では将来，認知症を伴うパーキンソン病へ移行することも示され[32]，パーキンソン病における重度の嗅覚機能の低下は認知機能低下の予測に役立つ可能性がある．

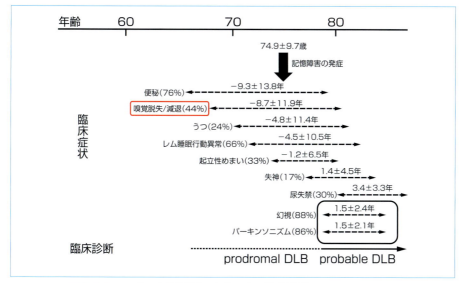

図Ⅲ-20　レビー小体型認知症(DLB)の臨床経過(文献35より引用)

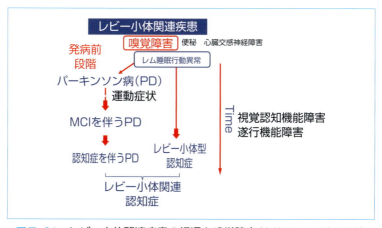

図Ⅲ-21　レビー小体関連疾患の経過と嗅覚障害(文献37より引用改変)

　パーキンソン病に限らず，レビー小体型認知症においてもレビー小体病理と関係し，嗅覚障害が認められる．McShaneらは，認知症における嗅覚脱失はアルツハイマー病理よりもレビー小体病理のほうが関連することを報告した[33]．すなわちレビー小体の検出された例では，アルツハイマー病や対照者よりも嗅覚脱失が多く，レビー小体の検出例では，全体的に皮質レビー小体スコアと帯状回におけるレビー小体密度が高かった．Wilsonらは，高齢者で標準的な嗅覚同定能検査を施行し，平均約3.5年の観察で約200例の剖検例の脳病理組織学的検討を行い，辺縁系または新皮質におけるレビー小体の検出と嗅覚障害の発症との関連を示した[34]．Fujishiroらは，レビー小体型認知症の臨床経過について，記憶障害に先行してみられる症状の中で多いものには便秘，嗅覚脱失・低下，レム睡眠行動異常があり，嗅覚障害は記憶障害の発症より平均で約8年先行することを示した(図Ⅲ-20)[35]．Yoonらは，MCI症例において，レビー小体病型MCIではアルツハイマー病型MCIよりも嗅覚障害のほか，レム睡眠行動異常，遂行機能および視覚認知機能障害がみられることを報告している[36]．レビー小体関連疾患(パーキンソン病，認知症を伴うパーキンソン病，レビー小体型認知症)と嗅覚障害との関連を図Ⅲ-21に示す[37]．

アルツハイマー病とレビー小体型認知症の鑑別には，嗅覚検査のみでは困難である．レビー小体関連疾患で特徴的にみられるレム睡眠行動異常の併存や自律神経機能障害，認知機能障害などを組み合わせることにより，MCI患者の認知症発症とその病型の進展方向性を予測できる可能性がある．

IV. 特発性レム睡眠行動異常と嗅覚障害

　レム睡眠行動異常は，夢（通常は悪夢）の内容を行動に表出するレム睡眠関連の睡眠時随伴症である．Schenckらは，特発性レム睡眠行動異常の38％がのちにパーキンソン病を発症し，さらに16年後のフォローアップで81％がパーキンソン病または認知症を発症することを報告した[38]．さらにPostumaら[39]やIranzoら[40]なども同様の報告をしており，特発性レム睡眠行動異常がパーキンソン病や認知症の発症リスク群として注目されている．

　中高齢者の男性に多い特発性レム睡眠行動異常がレビー小体関連疾患と関連が深いことは，Uchiyamaら[41]などのincidental Lewy body diseaseの報告や，Boeveら[42]やIranzoら[43]が行った病理学的検討からも明らかにされてきている．特発性レム睡眠行動異常ではレビー小体関連疾患と同様に嗅覚障害がみられ[44]〜[47]，ほかに心臓交感神経障害[48]をはじめとする起立性低血圧や便秘などの自律神経症候，視覚空間認知機能障害や遂行機能障害などがみられる[49]．Mahlknechtらは，特発性レム睡眠行動異常（平均67歳）患者を追跡調査したところ，嗅覚障害の存在は5年以内にレビー小体関連疾患を発症するリスクが約7倍であることを報告した[50]．これは，特発性レム睡眠行動異常における嗅覚障害が早期のレビー小体関連疾患の発症を予測するものであることを示した前向き研究である．

V. おわりに

　これまでに概説したように，高齢者の嗅覚障害は加齢によるものと疾病に由来するものがあるが，神経病理学的にはNFTsやレビー小体の嗅神経系の病変が関与していることが明らかにされてきている．超高齢化社会を迎えようとする我が国において，認知症性疾患は増加することが予測され，この対策が必要である．ドイツの耳鼻咽喉科学・頭頸部外科学会のガイドラインにおいて，原因不明の嗅覚障害については耳鼻科で精査後に神経内科専門医にコンサルトするように推奨している[12]．認知症発症の予備軍を早期発見し治療介入することは，患者の予後や生活の質の改善にも多大なる貢献を与え，これにかかわる医療費の抑制にもつながる．認知症性疾患を早期に診断し病状の進行を遅らせる，あるいは阻止するための，発症前段階の時期からの病態修飾治療（disease modifying therapy）の開発が近年進められている．診断のバイオマーカーとして血液検査，脳脊髄液検査，SPECT/PET検査やMRI検査などの画像診断が試みられているが，感度と特異度の問題，検査が施行できる施設が限定されること，コストパフォーマンスの問題からも安易に施行することが難しい．この中で，日常の診察室でも施行が可能な検査法として，簡易型嗅覚検査法が候補に挙げられる．特に高齢者における認知症発症のリスク群の検出と認知症の病前診断あるいは超早期診断において，簡易型嗅覚検査法の普及と活用がなされることが望まれる．

（宮本雅之，宮本智之）

文 献

1) Doty RL, et al : Development of the University of Pennsylvania Smell Identification Test : a standardized microencapsulated test of olfactory function. Physiol Behav, 32(3) : 489-502, 1984.(PubMed PMID : 6463130)
2) Godoy MD, et al : Olfaction in neurologic and neurodegenerative diseases : a literature review. Int Arch Otorhinolaryngol, 19(2) : 176-179, 2015.(doi : 10.1055/s-0034-1390136. Epub 2014 Nov 14. PubMed PMID : 25992176 ; PubMed Central PMCID : PMC4399182)
3) Attems J, et al : Olfaction and Aging : A Mini-Review. Gerontology, 61(6) : 4854-4890, 2015.(doi : 10.1159/000381619. Epub 2015 May 9. PubMed PMID : 25968962)
4) Ruan Y, et al : Olfactory dysfunctions in neurodegenerative disorders. J Neurosci Res, 90(9) : 1693-1700, 2012.(doi : 10.1002/jnr. 23054. Epub 2012 Jun 5. Review. PubMed PMID : 22674288)
5) Bitter T, et al : Anosmia leads to a loss of gray matter in cortical brain areas. Chem Senses, 35(5) : 407-415, 2010.(doi : 10.1093/chemse/bjq028. Epub 2010 Mar 15. PubMed PMID : 20231262)
6) Growdon ME, et al : Odor identification and Alzheimer disease biomarkers in clinically normal elderly. Neurology, 84(21) : 2153-2160, 2015.(doi : 10.1212/WNL. 0000000000001614. Epub 2015 May 1. PubMed PMID : 25934852 ; PubMed Central PMCID : PMC4451046)
7) Mesholam RI, et al : Olfaction in neurodegenerative disease : a meta-analysis of olfactory functioning in Alzheimer's and Parkinson's diseases. Arch Neurol, 55(1) : 84-90, 1998.(PubMed PMID : 9443714)
8) Bahar-Fuchs A, et al : Awareness of olfactory deficits in healthy aging, amnestic mild cognitive impairment and Alzheimer's disease. Int Psychogeriatr, 23(7) : 1097-1106, 2011.(doi : 10.1017/S1041610210002371. Epub 2011 Jan 21. PubMed PMID : 21251352)
9) Averback P : Two new lesions in Alzheimer's disease. Lancet, 2(8360) : 1203, 1983.(PubMed PMID : 6139562)
10) Serby M, et al : The nature and course of olfactory deficits in Alzheimer's disease. Am J Psychiatry, 148(3) : 357-360, 1991.(PubMed PMID : 1992839)
11) Sperling RA, et al : Toward defining the preclinical stages of Alzheimer's disease : recommendations from the National Institute on Aging-Alzheimer's Association workgroups on diagnostic guidelines for Alzheimer's disease. Alzheimers Dement, 7(3) : 280-292, 2011.(doi : 10.1016/j. jalz. 2011.03.003. Epub 2011 Apr 21. PubMed PMID : 21514248 ; PubMedCentral PMCID : PMC3220946)
12) Hüttenbrink KB, et al : Olfactory dysfunction : common in later life and early warning of neurodegenerative disease. Dtsch Arztebl Int, 110(1-2) : 1-7, 2013.(e1. doi : 10.3238/arztebl. 2013.0001. Epub 2013 Jan 7. Review. PubMed PMID : 23450985 ; PubMed Central PMCID : PMC3561743)
13) Devanand DP, et al : Olfactory deficits in patients with mild cognitive impairment predict Alzheimer's disease at follow-up. Am J Psychiatry, 157(9) : 1399-1405, 2000.(PubMed PMID : 10964854)
14) Graves AB, et al : Impaired olfaction as a marker for cognitive decline : interaction with apolipoprotein E epsilon4 status. Neurology, 53(7) : 1480-1487, 1999.(PubMed PMID : 10534255)
15) Growdon ME, et al : Odor identification and Alzheimer disease biomarkers in clinically normal elderly. Neurology, 84(21) : 2153-2160, 2015.(doi : 10.1212/WNL. 0000000000001614. Epub 2015 May 1. PubMed PMID : 25934852 ; PubMed Central PMCID : PMC4451046)
16) Wilson RS, et al : The relationship between cerebral Alzheimer's disease pathology and odour identification in old age. J Neurol Neurosurg Psychiatry, 78(1) : 30-35, 2007.(Epub 2006 Sep 29. PubMed PMID : 17012338 ; PubMed Central PMCID : PMC2117790)
17) Braak H, et al : Neuropathological stageing of Alzheimer-related changes. Acta Neuropathol, 82(4) : 239-259, 1991.(Review. PubMed PMID : 1759558)
18) Kovács T, et al : Olfactory centres in Alzheimer's disease : olfactory bulb is involved in early Braak's stages. Neuroreport, 12(2) : 285-288, 2001.(PubMed PMID : 11209936)
19) Schubert CR, et al : Olfaction and the 5-year incidence of cognitive impairment in an epidemiological study of older adults. J Am Geriatr Soc, 56(8) : 1517-1521, 2008.(doi : 10.1111/j. 1532-5415.2008.01826. x. Epub 2008 Jul 24. PubMed PMID : 18662205 ; PubMed Central PMCID : PMC2587240)
20) Swan GE, et al : Impaired olfaction predicts cognitive decline in nondemented older adults. Neuroepi-

demiology, 21(2)：58-67, 2002.(PubMed PMID：11901274)

21) Wilson RS, et al：Odor identification and decline in different cognitive domains in old age. Neuroepidemiology, 26(2)：61-67, 2006.(Epub 2005 Dec 13. PubMed PMID：16352908)
22) Devanand DP, et al：Combining early markers strongly predicts conversion from mild cognitive impairment to Alzheimer's disease. Biol Psychiatry, 64(10)：871-879, 2008.(doi：10.1016/j. biopsych. 2008.06.020. Epub 2008 Aug 23. PubMed PMID：18723162；PubMed Central PMCID：PMC2613777)
23) Devanand DP, et al：Olfactory deficits predict cognitive decline and Alzheimer dementia in an urban community. Neurology, 84(2)：182-189, 2015.(doi：10.1212/WNL. 0000000000001132. Epub 2014 Dec 3. PubMed PMID：25471394；PubMed Central PMCID：PMC4336090)
24) Roberts RO, et al：Association Between Olfactory Dysfunction and Amnestic Mild Cognitive Impairment and Alzheimer Disease Dementia. JAMA Neurol, 73(1)：93-101, 2016.(doi：10.1001/jamaneurol. 2015.2952. PubMed PMID：26569387；PubMed Central PMCID：PMC4710557)
25) Ansari KA, et al：Olfactory function in patients with Parkinson's disease. J Chronic Dis, 28(9)：493-497, 1975.(PubMed PMID：1176578)
26) Doty RL, et al：Olfactory dysfunction in parkinsonism：a general deficit unrelated to neurologic signs, disease stage, or disease duration. Neurology, 38(8)：1237-1244, 1988.(PubMed PMID：3399075)
27) Hawkes CH, et al：Olfactory dysfunction in Parkinson's disease. J Neurol Neurosurg Psychiatry, 62(5)：436-446, 1997.(PubMed PMID：9153598；PubMed Central PMCID：PMC486843)
28) Boesveldt S, et al：A comparative study of odor identification and odor discrimination deficits in Parkinson's disease. Mov Disord, 23(14)：1984-1990, 2008.(doi：10.1002/mds. 22155. PubMed PMID：18759360)
29) Hawkes C：Olfaction in neurodegenerative disorder. Mov Disord, 18(4)：364-372, 2003.(Review. PubMed PMID：12671941)
30) Braak H, et al：Staging of brain pathology related to sporadic Parkinson's disease. Neurobiol Aging, 24(2)：197-211, 2003.(PubMed PMID：12498954)
31) Ponsen MM, et al：Idiopathic hyposmia as a preclinical sign of Parkinson's disease. Ann Neurol, 56(2)：173-181, 2004.(PubMed PMID：15293269)
32) Baba T, et al：Severe olfactory dysfunction is a prodromal symptom of dementia associated with Parkinson's disease：a 3 year longitudinal study. Brain, 135(Pt 1)：161-169, 2012.(doi：10.1093/brain/awr321. PubMed PMID：22287381)
33) McShane RH, et al：Anosmia in dementia is associated with Lewy bodies rather than Alzheimer's pathology. J Neurol Neurosurg Psychiatry, 70(6)：739-743, 2001.(PubMed PMID：11385006；PubMed Central PMCID：PMC1737382)
34) Wilson RS, et al：Lewy bodies and olfactory dysfunction in old age. Chem Senses, 36(4)：367-373, 2011.(doi：10.1093/chemse/bjq139. Epub 2011 Jan 21. PubMed PMID：21257733；PubMed CentralPMCID：PMC3073534)
35) Fujishiro H, et al：Dementia with Lewy bodies：early diagnostic challenges. Psychogeriatrics, 13(2)：128-138, 2013.(doi：10.1111/psyg. 12005. Review. PubMed PMID：23909972)
36) Yoon JH, et al：Olfactory function and neuropsychological profile to differentiate dementia with Lewy bodies from Alzheimer's disease in patients with mild cognitive impairment：A 5-year follow-up study. J Neurol Sci, 355(1-2)：174-179, 2015.(doi：10.1016/j. jns. 2015.06.013. Epub 2015 Jun 10. PubMed PMID：26076880)
37) Donaghy PC, et al：The clinical characteristics of dementia with Lewy bodies and a consideration of prodromal diagnosis. Alzheimers Res Ther, 6(4)：46, 2014.(doi：10.1186/alzrt274. eCollection 2014. Review. PubMed PMID：25484925；PubMed Central PMCID：PMC4255387)
38) Schenck CH, et al：Delayed emergence of a parkinsonian disorder or dementia in 81% of older men initially diagnosed with idiopathic rapid eye movement sleep behavior disorder：a 16-year update on a previously reported series. Sleep Med, 14(8)：744-748, 2013.(doi：10.1016/j. sleep. 2012.10.009. Epub 2013 Jan 22. PubMed PMID：23347909)
39) Postuma RB, et al：Quantifying the risk of neurodegenerative disease in idiopathic REM sleep behav-

ior disorder. Neurology, 72(15) : 1296-1300, 2009.(doi : 10.1212/01. wnl. 0000340980.19702.6e. Epub 2008 Dec 24. PubMed PMID : 19109537 ; PubMed Central PMCID : PMC2828948)
40) Iranzo A, et al : Rapid-eye-movement sleep behaviour disorder as an early marker for a neurodegenerative disorder : a descriptive study. Lancet Neurol, 5(7) : 572-577, 2006.(PubMed PMID : 16781987)
41) Uchiyama M, et al : Incidental Lewy body disease in a patient with REM sleep behavior disorder. Neurology, 45(4) : 709-712, 1995.(PubMed PMID : 7723959)
42) Boeve BF, et al : Clinicopathologic correlations in 172 cases of rapid eye movement sleep behavior disorder with or without a coexisting neurologic disorder. Sleep Med, 14(8) : 754-762, 2013.(doi : 10.1016/j. sleep. 2012.10.015. Epub 2013 Mar 7. PubMed PMID : 23474058 ; PubMed Central PMCID : PMC3745815)
43) Iranzo A, et al : Neurodegenerative disease status and post-mortem pathology in idiopathic rapid-eye-movement sleep behaviour disorder : an observational cohort study. Lancet Neurol, 12(5) : 443-453, 2013.(doi : 10.1016/S1474-4422(13)70056-5. Epub 2013 Apr 3. PubMed PMID : 23562390)
44) Stiasny-Kolster K, et al : Combination of 'idiopathic' REM sleep behaviour disorder and olfactory dysfunction as possible indicator for alpha-synucleinopathy demonstrated by dopamine transporter FP-CIT-SPECT. Brain, 128(Pt 1) : 126-137, 2005.(Epub 2004 Nov 17. PubMed PMID : 15548552)
45) Fantini ML, et al : Olfactory deficit in idiopathic rapid eye movements sleep behavior disorder. Brain Res Bull, 70(4-6) : 386-390, 2006.(Epub 2006 Aug 7. PubMed PMID : 17027774)
46) Miyamoto T, et al : Olfactory dysfunction in idiopathic REM sleep behavior disorder. Sleep Med, 11(5) : 458-461, 2010.(doi : 10.1016/j. sleep. 2009.09.013. Epub 2010 Apr 7. PubMed PMID : 20378403)
47) Iwanami M, et al : Relevance of substantia nigra hyperechogenicity and reduced odor identification in idiopathic REM sleep behavior disorder. Sleep Med, 11(4) : 361-365, 2010.(doi : 10.1016/j. sleep. 2009.12.006. PubMed PMID : 20223708)
48) Miyamoto T, et al : Reduced cardiac 123I-MIBG scintigraphy in idiopathic REM sleep behavior disorder. Neurology, 67(12) : 2236-2238, 2006.(PubMed PMID : 17190953)
49) 宮本雅之ほか：レム睡眠行動異常症と神経変性疾患．日本医事新報，4415：57-64，2008．
50) Mahlknecht P, et al ; Sleep Innsbruck Barcelona Group : Olfactory dysfunction predicts early transition to a Lewy body disease in idiopathic RBD. Neurology, 84(7) : 654-658, 2015.(doi : 10.1212/WNL. 0000000000001265. Epub 2015 Jan 21. PubMed PMID : 25609758)

III. 診断

4 認知症の臨床検査

I. はじめに

　認知症診療における臨床検査は，直接診断に関与する検査だけでなく，治療可能な認知症の鑑別，認知症の進行に関与する危険因子の把握，あるいは全身状態の評価のための検査も含めて重要である．

II. 検体検査

1. 末梢血液一般検査

　検査項目は，白血球数，赤血球数，ヘモグロビン，ヘマトクリット，平均赤血球容積(MCV)，平均赤血球ヘモグロビン量(MCH)，平均赤血球ヘモグロビン濃度(MCHC)，血小板であり，日常診療における基本的な検査の1つとして汎用されている．これらの検査結果と認知症との直接的な関連が明らかとなっているわけではないが，認知機能の低下をきたす貧血などの状態把握に重要であり，スクリーニング検査として用いられる．なかでも巨赤芽球性貧血は大球性正色素性貧血(MCV・MCHの高値，MCHCは正常)に分類され，認知機能の低下と関連があるビタミンB_{12}や葉酸の欠乏が関与しており，認知-機能障害を呈することもある疾患の1つに挙げられる．

2. 電解質検査

　電解質とは，溶液中に溶解した際に陽イオンと陰イオンに電離する物質で，体液中では，ナトリウム(Na)，カリウム(K)，クロール(Cl)，カルシウム(Ca)，マグネシウム(Mg)などが一般的に測定されている．電解質の役割は，酸塩基平衡，水分保持，神経の伝達，筋肉の収縮などの生理的な働きである．電解質の異常は，腎臓と内分泌系の異常が原因のことが多い．

　高齢者では低Na血症をきたすことが若年者より多く，低Na血症では脳浮腫や意識障害を認めることがある．低Na血症は身体症状・所見から示唆されることが少ないため，血液検査を実施することは重要である．

3. 脳脊髄液検査

　2012年4月の診療報酬改定に伴い，脳脊髄液中タウ蛋白の測定がクロイツフェルト・ヤコブ病を，脳脊髄液中リン酸化タウ蛋白の測定が，認知症を対象として一患者につき1回の測定に限り保険収載された．タウ蛋白およびリン酸化タウ蛋白の測定値は，病気の進行により変動があることより，それぞれ明確な基準値は定められておらず，施設ごとに設定しているのが現状である．検査を外注で行う際は，その会社が提示している基準値を参考にしていただきたい．また，保険診療とはなっていないが，クロイツフェルト・ヤコブ病では，脳脊髄液中の14-3-3蛋白の測定や，real-time quaking-induced conversion(RT-QUIC)法による異常プリオン蛋白の検出も有用である．

　一般的な脳脊髄液の検査項目としては，外観観察，蛋白，糖，クロール，細胞数が挙げられるが，これらの項目において認知症に特徴的な所見は乏しい．しかし，髄膜炎や脳炎などの全身状態を悪化

させる中枢神経系感染症の除外診断に重要である．

4．甲状腺機能検査

　甲状腺ホルモンは，全身の代謝を維持するのに重要なホルモンである．つまり，甲状腺の機能が低下してくると，全身の代謝が低下し，様々な臨床症状が出てくる．神経系においては，脳血管抵抗の増大や心拍出量の減少により脳血流の減少が生じることで，認知機能障害をきたすと考えられている．

　問診，身体所見で甲状腺機能低下症が疑われた際は，血液中の遊離 T3（FT3），遊離 T4（FT4）および甲状腺刺激ホルモン（TSH）の測定をする必要があり，甲状腺ホルモンである FT3 や FT4 の低下，下垂体から分泌される TSH が上昇していることが特徴的な所見である．甲状腺機能低下症の原因として最も多い慢性甲状腺炎（橋本病）は，血液中の抗甲状腺自己抗体価（抗甲状腺ペルオキシダーゼ抗体または，抗サイログロブリン抗体）が高いことから判断できる．

5．梅毒検査

　神経梅毒の患者は，記銘力障害・注意力低下・見当識障害などの認知症症状のほかに，性格変化や感情失禁もみられる．

　血液検査では，カルジオリピンを抗原として用いる rapid plasma reagin（RPR）法や venereal disease research laboratory（VDRL）法のみでなく，*Treponema pallidum* 抗体を検出する *Treponema pallidum* haemagglutination（TPHA）や fluorescent treponemal antibody-absorption（FTA-ABS）test を実施する必要がある．RPR 法や VDRL 法では膠原病，慢性肝疾患，結核，HIV などで偽陽性となることがあるため，判定には注意が必要である[1]．梅毒血清反応検査が陽性の場合，脳脊髄液の蛋白上昇，単核球の軽度～中等度の増加および梅毒反応検査が陽性であることを確認し，中枢神経系への影響を判断する．

6．HIV 感染症検査

　HIV 感染症の中枢神経系合併症である AIDS 脳症は HIV によるウイルス脳炎であり，運動障害や認知機能障害を中心とした進行性の認知症を特徴とする．また，精神活動の緩慢化，幻覚，妄想などの精神障害も呈する．

　HIV 感染症の検査は，スクリーニング検査として HIV-1/2 抗原抗体同時検査法，確認検査としてウエスタンブロット法と核酸増幅検査（RT-PCR など）法がある．HIV に感染すると CD4 リンパ球の減少とともに徐々に免疫力が低下し，CD4 陽性リンパ球数が 200/μl 未満になると AIDS を発症する可能性が高い．AIDS 脳症では，脳脊髄液中の蛋白の上昇，単核球の軽度増加[2]，HIV ウイルスを認める．脳脊髄液中の HIV-RNA 量は AIDS 脳症の重症度と関連があるとされており，病態の評価として用いることができる[3]．

7．ビタミン B_{12}，葉酸，ホモシステイン

　ビタミン B_{12}，葉酸の欠乏および高ホモシステイン血症は，認知機能を悪化させる危険因子として知られている．ビタミン B_{12} および葉酸が不足するとホモシステインからメチオニンに変換される過程が阻害され，ホモシステインが過剰となる．血液中のホモシステインは LDL コレステロールと結合し，マクロファージに取り込まれることで血管壁に沈着する．その結果，動脈硬化や脳梗塞を発症させるリスクを上昇させ[4,5]，認知機能の低下を招くと考えられている．

　血漿ホモシステインが高値の人は，アルツハイマー型認知症になりやすいという研究報告（図Ⅲ-22）があり[6]，高ホモシステイン血症は脳の微小血管病変，内皮機能障害，酸化ストレスの増加などとも関連があるとされている．しかし，アルツハイマー型認知症の病態にどのように影響を及ぼして

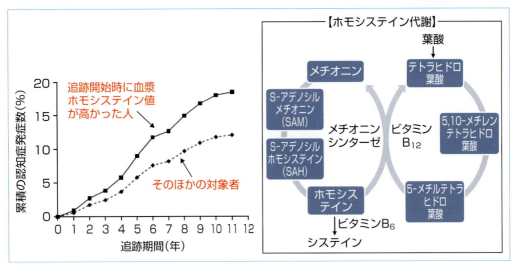

図Ⅲ-22　血漿ホモシステインと認知症発症率の関連(文献6より引用改変)

いるかは明確となっていない．

8. ビタミンB_1

　ウェルニッケ脳症はビタミンB_1欠乏の結果として現れる脳症で，眼球運動障害・運動失調・意識障害が3主徴である．ウェルニッケ脳症での意識障害には様々なものがあり，軽度の症状から，昏睡状態まで多様である．

　ビタミンB_1はグルコース代謝の補酵素として働き，その欠乏はアルコール多飲者で好発する．アルコールとの関連以外でも，栄養障害，代謝亢進，消化管手術，長期間の経静脈栄養などによって生じる．一般的にウェルニッケ脳症は，アルコール多飲者や食事摂取に偏りがあり栄養不良状態の者に多い．症状や食生活に関する聴取によりウェルニッケ脳症が疑われた場合は，ビタミンB_1の検査を行う必要がある．

9. 糖尿病関連検査

　糖尿病の評価は，空腹時血糖値，HbA1c，75 g経口糖負荷試験により行う．一般的に，糖尿病は認知症の発症リスクを増加させることが知られており，なかでも血管性認知症やアルツハイマー型認知症との関連が強い[7)8)]．糖尿病と認知症の関連性については，動脈硬化や微小血管病変などの血管因子に加え，糖毒性や高インスリン血症が病態を加速させると考えられている[9)]．近年，臨床的にアルツハイマー型認知症の診断基準を満たしても，脳血流SPECTやMRIで特徴的な所見を示さない症例で，背景に糖尿病があり，アルツハイマー型認知症の病変より糖尿病の代謝性神経障害が原因となっているものを糖尿病性認知症と呼ぶべきであるとの見解もある[10)]．

10. 脂質検査

　LDLコレステロール値，HDLコレステロール値，中性脂肪値の異常を総称して脂質異常症と呼ぶ．脂質異常症は自覚症状がほとんどないため，放置される傾向にあり，全身の血管の動脈硬化が徐々に進行し，心筋梗塞や脳梗塞などの重大な合併症を伴う危険性がある．検査に際しては，中性脂肪の値が食事の影響により上昇するため，空腹時採血を行う．

　以前のコホート研究により，中年期の高コレステロール血症はアルツハイマー型認知症の危険因子になると報告されている[11)]．また，HMG-CoA還元酵素阻害薬(スタチン)服用によりアルツハイマー型認知症の発症を抑制したという報告[12)]もあり，脂質の異常がアルツハイマー型認知症の発症に関与している可能性が考えられている．

III. 生体検査(生理機能検査)

1. 心電図検査

　認知症の診断に直接関与する検査ではないが，合併症の有無を把握するために重要である．特に心房細動は，心臓が小刻みに震えることでうまく血液を送りだすことができなくなるため，心房内の血液の流れが滞ってしまう．その結果，心房の壁に血栓ができ，はがれて脳内の血管を梗塞させることで心原性脳塞栓症をきたし，血管性認知症の原因となることがある．近年の研究で，心房細動を発症すると認知機能の悪化を加速させると報告されており[13]，メカニズムは解明されていないが，脳梗塞以外にも脳の低灌流が関与している可能性が考えられている．また，抗認知症薬(コリンエステラーゼ阻害薬)は，副作用として徐脈をきたすと報告されており，使用前に心機能を評価しておくことが必要である[14]．

2. 脳波検査

　脳波リズムの原型は視床で作られ，その本質は視床ニューロン群に発生する脱分極および過分極からなるシナプス後電位の律動性振動であると考えられている．認知症の脳波検査で最も重要となるのが，急速に進行するクロイツフェルト・ヤコブ病の鑑別である．クロイツフェルト・ヤコブ病の脳波の特徴として，周期性同期性放電(PSD)を認める．クロイツフェルト・ヤコブ病が疑われた場合，感染を考慮する必要性があるため脳波検査による評価は極めて重要であるが，早期ではPSDがみられない例もあることや，ほかにも亜急性硬化性全脳炎，非常に稀ではあるがアルツハイマー型認知症でも出現することから，臨床症状を考慮して判断する必要がある．

　また，高齢者ではてんかんを合併する例がある．てんかん発作は一般的には身体の痙攣を伴うことが多く，発作の間欠期には普段と何ら変わりない状態になる．てんかん発作は，神経細胞の異常あるいは過剰な放電が原因で生じるとされており，高齢とともに発症率が増加することが知られている．高齢者のてんかんの原因として脳血管障害，頭部外傷，認知症や脳の腫瘍などが考えられているが，原因不明のことも多い[15,16]．認知症では，てんかんの発生率は健常高齢者と比較して5～10倍になるとされており，アルツハイマー型認知症においては10～22％が，非誘発性発作を少なくとも1回は生じているとの報告がある[17]．しかしながら，アルツハイマー型認知症の病態とてんかんとの関係性は解明されていない．

3. 動脈硬化関連検査

　動脈硬化とは動脈の壁が厚くなったり，あるいは硬くなったりすることで，動脈壁の弾性が低下した状態である．動脈硬化病変が進行していくと，動脈の弾性力の低下により内腔を流れる血流の低下を招く(Windkessel効果の消失)．また，血管の内側に粥腫(プラーク)ができ，動脈の内腔が狭窄することで循環障害(虚血)をきたす．さらに頸動脈においては，プラークが破綻すると血小板が凝集して血栓を形成し，その先にある脳内の血管を梗塞させる危険性もある．

　動物実験において，慢性的な脳血流の低下によりアミロイド前駆体蛋白質の代謝に異常をきたし，アミロイドβ蛋白の産生を増加させたという報告がある[18]．また，血液脳関門の脆弱性を惹起させ，脳外へのアミロイドβのクリアランスを障害する可能性も考えられている．つまり，動脈硬化による慢性的な脳血流の低下あるいは循環障害は，直接アミロイドβ蛋白に与える作用に加えてその排除機能にも影響を与え，病態を加速させると考えられる．

　動脈硬化の検査法としては，頸部血管超音波検査，pulse wave velocity(PWV)，flow mediated di-

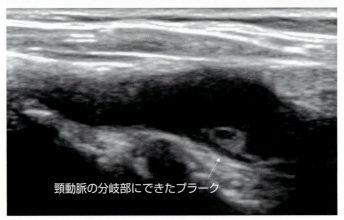

図Ⅲ-23 不安定プラーク
プラークの内部に一部低輝度を認める.

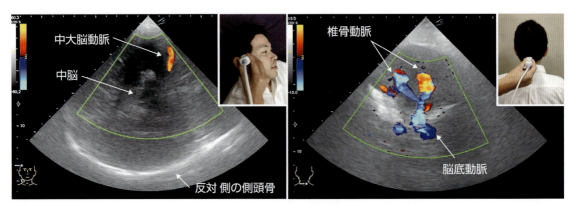

a. 中大脳動脈　　　　　　　　　　　　　　b. 脳底動脈

図Ⅲ-24 頭蓋内超音波検査

lation(FMD)が一般的に用いられる．また近年の研究では，頭蓋内血管超音波検査を用いて脳内の血流や血管反応性を評価することの重要性も報告されている．

1）頸部血管超音波検査

　頸部血管（頸動脈および椎骨動脈）は脳へ血液を送る主要な血管である．頸部の血管を検査することで，動脈の狭窄あるいは脳への血流の低下を評価することができる．頸動脈に関しては，プラークの性状を評価し，いわゆる不安定プラーク（エコー輝度が低く，破綻が起こりやすい脆弱なプラーク）（図Ⅲ-23）を検出することで，脳梗塞の原因にいち早く対処することができる．

2）頭蓋内血管超音波検査

　頭の中の血管や血流の評価を超音波診断装置で評価することが可能となっている．頭蓋内血管超音波検査では，側頭骨ウィンドウから描出する方法と，大後頭孔ウィンドウから描出する方法がある．側頭骨ウィンドウでは主に中大脳動脈（個人差はあるが前大脳動脈，後大脳動脈も評価できる場合がある），大後頭孔ウィンドウでは脳底動脈の観察を行うことができる（図Ⅲ-24）．非侵襲的で繰り返し行える検査として有用であるが，血管の見え方に個人差があることや，側頭骨ウィンドウに関しては骨の影響もあり，血管の描出が困難な場合がある．アルツハイマー型認知症では中大脳動脈の血流低下や血管の抵抗性が増加すると報告されており[19]，認知症診療において頭蓋内血管超音波検査が増えてくることが期待される．

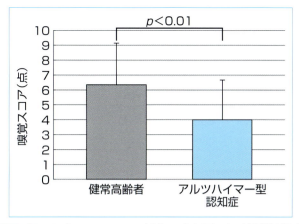

図Ⅲ-25 においスティック（OSIT-J）を用いた嗅覚機能検査
（文献23より引用改変）

3) PWV

　管腔の中を脈波が伝播するとき，その血管のいずれか2点で脈波を記録し，2点間の距離を脈波のずれ（時間差）で割って算出することで，その管腔内を伝播する脈波の速度が計測できることを原理としている．脈波はその管が硬ければ硬いほど，内腔が細ければ細いほど早く伝播する．PWVと脳内のアミロイド沈着との間には関連があり，動脈硬化が進行するほどアミロイドの沈着が増加することが示唆されている[20]．

4) FMD

　血管内皮機能を評価する方法である．前腕もしくは上腕を駆血用カフで圧迫し，動脈の血流を一時的に遮断した状態で5分間維持する．その後，圧迫を解除することで，血流増大によるずり応力が生じ，血管内皮から一酸化窒素（NO）が産生される．産生されたNOの作用によって血管平滑筋が弛緩し，血管拡張を引き起こす．安静時血管径と駆出解除後の最大血管径の変化率から％FMDを算出し，血管内皮機能障害の指標とする．アルツハイマー型認知症では，アミロイドβ蛋白の毒性が内皮細胞にも影響を及ぼし，％FMDが低下すると報告されている[21]．

4. 嗅覚検査

　我が国において保険適応となっている検査は，基準嗅覚検査（T&Tオルファクトメーター）および静脈性嗅覚検査（アリナミンテスト）である．アルツハイマー型認知症やレビー小体型認知症では，脳の病理学的変化により嗅覚障害をきたすことが知られており，アルツハイマー型認知症よりレビー小体型認知症のほうが嗅覚障害は重度であると報告されている[22]．我々の研究でも，アルツハイマー型認知症で臨床症状として嗅覚障害が生じる（図Ⅲ-25）ことを見い出しており[23]，その障害は認知機能が低下する前から起こることや，脳脊髄液のバイオマーカーとの関連があることを示したが，現状の問題点としては，認知症診療に特化した嗅覚検査法がないことが挙げられる．多くの研究報告で使用しているのは，数種類のにおいをかいで，選択肢から答えを選んでもらうという方法であり，T&Tオルファクトメーターおよびアリナミンテスト以外の方法を用いているのが現状である．

〔河月　稔〕

文 献

1) Hook EW 3rd, et al：Acquired syphilis in adults. N Engl J Med, 16：1060-1069, 1992.
2) Portegies P, et al：Presentation and course of AIDS dementia complex：10 years of follow-up in Amsterdam, The Netherlands. AIDS, 7：669-675, 1993.
3) Brew BJ, et al：Levels of human immunodeficiency virus type 1 RNA in cerebrospinal fluid correlate with AIDS dementia stage. J Infect Dis, 175：963-966, 1997.
4) Selhub J, et al：Association between plasma homocysteine concentrations and extracranial carotid-artery atenosis. N Engl J Med, 332：286-291, 1995.
5) Bostom AG, et al：Nonfasting plasma total homocysteine levels and stroke incidence in elderly persons：the Framingham Study. Ann Intern Med, 131：352-355, 1999.
6) Seshadri S, et al：Plasma homocysteine as a risk factor for dementia and Alzheimer's disease. N Engl J Med, 346：476-483, 2002.
7) Gudala K, et al：Diabetes mellitus and risk of dementia：A meta-analysis of prospective observational studies. J Diabetes Investig, 4：640-650, 2013.
8) Cheng G, et al：Diabetes as a risk factor for dementia and mild cognitive impairment：a meta-analysis of longitudinal studies. Intern Med J, 42：484-491, 2012.
9) Biesseis GJ, et al：Risk of dementia in diabetes mellitus：a systematic review. Lancet Neurol, 5：64-74, 2006.
10) Fukazawa R, et al：Subgroups of Alzheimer's disease associated with diabetes mellitus based on brain imaging. Dement Geriatr Cogn Disord, 35：280-290, 2013.
11) Kivipelto M, et al：Midlife vascular risk factors and Alzheimer's disease in later life：longitudinal, population-based study. BMJ, 322：1447-1451, 2001.
12) Haag MD, et al：Statins are associated with a reduced risk of Alzheimer disease regardless of lipophilicity. The Rotterdam Study. J Neurol Neurosurg Psychiatry, 80：13-17, 2009.
13) Thacker EL, et al：Atrial fibrillation and cognitive decline：a longitudinal cohort study. Neurology, 81：119-125, 2013.
14) Park-Wyllie LY, et al：Cholinesterase inhibitors and hospitalization for bradycardia：a population-based study. PLoS Med, 6：e1000157, 2009.
15) Ramsay RE, et al：Special considerations in treating the elderly patient with epilepsy. Neurology, 62：S24-29, 2004.
16) Granger N, et al：First epileptic seizure in the elderly：electroclinical and etiological data in 341 patients. Rev Neurol(Paris), 158：1088-1095, 2002.
17) Mendez M, et al：Seizures in elderly patients with dementia：epidemiology and management. Drugs Aging, 20：791-803, 2003.
18) Bennett SA, et al：Cleavage of amyloid precursor protein elicited by chronic cerebral hypoperfusion. Neurobiol Aging, 21：207-214, 2000.
19) Stefani A, et al：CSF biomarkers, impairment of cerebral hemodynamics and degree of cognitive decline in Alzheimer's and mixed dementia. J Neurol Sci, 283：109-115, 2009.
20) Hughes TM, et al：Pulse wave velocity is associated with β-amyloid deposition in the brains of very elderly adults. Neurology, 81：1711-1718, 2013.
21) Dede DS, et al：Assessment of endothelial function in Alzheimer's disease：is Alzheimer's disease a vascular disease？ J Am Geriatr Soc, 55：1613-1617, 2007.
22) Williams SS, et al：Olfactory impairment is more marked in patients with mild dementia with Lewy bodies than those with mild Alzheimer disease. J Neurol Neurosurg Psychiatry, 80：667-670, 2009.
23) Jimbo D, et al：Specific feature of olfactory dysfunction with Alzheimer's disease inspected by the Odor Stick Identification Test. Psychogeriatrics, 11：196-204, 2011.

Ⅲ. 診　断

5 アルツハイマー型認知症のバイオマーカー

Ⅰ. はじめに

　アルツハイマー型認知症（AD）が発見され100年以上経ったが，残念ながら完全な発症機構の解明には至っていない．アルツハイマー型認知症患者の脳の病理学的特徴は，異常たんぱく質の蓄積である．2大病理所見は，神経細胞外のβアミロイド（Aβ）を主成分とする老人斑と，神経細胞内の過剰にリン酸化したタウ（pTau）から構成される神経原線維変化である．近年，脳脊髄液（cerebrospinal fluid；CSF）のAβ，タウ，リン酸化タウの測定がバイオマーカーとして有用であることが確認され，一部保険収載となっている．

Ⅱ. βアミロイド（Aβ）

1. Aβとは

　Aβは，前駆体たんぱくであるアミロイド前駆体たんぱく（β-amyloid precursor protein；APP）が切断され産生される．APPは，主に神経細胞や脳血管壁に発現している膜一回貫通型のたんぱく質であり，細胞外領域に長く突出したN末端をもつ．3種類のスプライシングバリアントが知られており，神経細胞にはAPP695，脳血管壁にはAPP770が発現し両者ともにAβを産生する[1]．APPの生理機能は細胞膜に局在することから，神経細胞保護や細胞接着，神経細胞の伸長に働く分子であると考えられている[2]．

　APPは，たんぱく質分解酵素であるα，β，γ-セクレターゼによって代謝される．αとγ-セクレターゼによる切断は「Aβ非産生経路」であり，一方，βとγ-セクレターゼによる切断が「Aβ産生経路」である．

　まずα-，またはβ-セクレターゼによって，細胞外領域であるN末端から切断され，続いて細胞内領域がγ-セクレターゼによって切断される．最終的に産生される短い断片が，それぞれp3とAβである．

　各々のセクレターゼの遺伝子が徐々に同定されてきており，α-セクレターゼは，a disintegrin and metalloproteinase domain（ADAM）ファミリーのうちADAM 9，ADMA 10やADAM 17がその活性をもつ[3]．また，β-セクレターゼは，アスパラギン酸プロテアーゼであるbeta-site APP cleaving enzyme 1（BACE 1）と同定された[4]．γ-セクレターゼはプレセニリン（presenilin）を活性中心とし，そのほかにニカストリン（nicastrin），APH 1，PEN 2で構成される高分子複合体である[5,6]．

　これらのなかで家族性ADの原因遺伝子は，APP遺伝子変異とプレセニリン遺伝子変異である．つまり家族性ADは，Aβ産生経路の亢進が引き起こす疾患であるのに対し，ADの9割以上を占める孤発性ADの原因は，健常時でも産生されるAβに対してその代謝経路の破綻であると考えることができる．

「Aβ産生経路」による産生されるAβは，主に2種類ある．構成するアミノ酸の数の違いによってAβ40とAβ42が存在する．生理的な環境においてはAβ40が大部分を占めるが，AD発症に至る過程でAβ42/Aβ40比が増加する．Aβ42は疎水性アミノ酸が2残基多く，Aβ40よりも自己凝集しやすく毒性が強い[7〜9]．したがって，ADの病態や診断，治療に関する研究はAβ42を中心に進められている．

2. 血漿Aβと脳脊髄液Aβ

Aβは正常加齢でも脳内で産生されるが，Aβ代謝経路の存在により脳の外に排出され分解される．一方，孤発性ADでは，加齢に伴いAβの除去能力が低下し，Aβの産生と分解のsteady-stateなバランスが崩れる．その結果，脳内に沈着し老人斑が形成される．中枢神経に働くAβ代謝経路はいくつか存在しており，主なものとして2つ挙げられる．①血液脳関門(blood brain barrier；BBB)を介した血管内腔への排出と，②CSFへの排出である．通常は①の代謝経路が大きな割合を占めるが，ADでは，経過とともに①が飽和状態となり②の経路が中心となる．

1) 血漿Aβ

①の代謝経路において，Aβが通過するBBBは，血液と脳との間の物質の取り込みと排出を厳しく制限する関門であり，中枢神経の恒常性維持の役割を担っている．Aβの体循環は，BBBに発現している受容体によって制御されている．脳内からの排出は，low-density lipoprotein receptor related protein(LRP)を介して血漿中に排出される．一方，脳内への流入はreceptor for advanced glycation end products(RAGE)が仲介する．LRPを介して血管内腔に排出された血漿中Aβの70〜90％は，N末端が切断された可溶性LRP(soluble LRP；sLRP)との結合型であり，その後，肝臓や腎臓で速やかに分解される．非結合型のフリーなAβはRAGEによって脳内に取り込まれる．Aβ濃度は，中枢では高濃度，末梢では低濃度という恒常的な濃度勾配を維持している．したがって，分解に伴う末梢のAβ濃度の低下は，中枢のAβの血管内腔へのさらなる排出を促す("sink"現象)．しかし，ADではLRPの発現が低下し[10]，RAGEの発現が上昇[10]しているという報告がある．さらに血漿中sLRPの低下により，血中のフリーなAβ濃度が上昇し，再びRAGEを介してAβが脳内へ取り込まれ，さらなる病態悪化を引き起こすという報告もある[11]．

このようなAβの体循環と恒常性の崩れを利用した血漿Aβ，ならびにsLRPの定量分析の研究を表Ⅲ-4にまとめた．大規模なコホート研究がいくつか報告されており，調査開始時の血漿Aβ42とAβ40の高値やAβ42/Aβ40比低下が，その後の認知機能低下や認知症発症と相関性があることが示された．また，ADの血漿sLRPの有意な低下も報告されている(感度77.8％，特異度85.7％)．しかしながら，侵襲性が低い血液を用いたバイオマーカーの実用化が切望されているものの精度が十分なものはなく，今後の研究開発が期待される．

2) 脳脊髄液Aβ

ADの進行とともに，上述の①の代謝経路が飽和状態となる．つまりAβの体循環の低下により，中枢と末梢のAβ濃度の勾配が消失し，"sink"現象を基盤とした血管内腔への排出が滞る．次の代謝経路として主に機能するのが，上述②のCSFへの排出である．

ADの進行とともに，Aβは自己凝集し不溶性の老人斑を形成するため，CSFに排出される可溶性Aβ濃度は病態の進行とともに低下していく．

CSFのAβ濃度には日内変動がある[12,13]．18〜60歳の健常者と，PIB-PET検査でアミロイド沈着が陰性の60歳以上，陽性の60歳以上を対象とした研究を紹介する．36時間の睡眠のモニタリング

表Ⅲ-4　血漿バイオマーカーの研究

対象	年	バイオマーカー	結果	文献
n=563（MCI，AD 移行 53 名）	2007	Aβ	Aβ42/Aβ40 比下位 25％は，上位 25％より発症リスクが 3.1 倍高い	Graff-Radford NR, et al : Arch Neurol, 64(3) : 354-362, 2007.
n=481（看護師）	2009		Aβ40/Aβ42 比上昇は，10 年後の認知機能低下と相関性がある	Okereke OI, et al : Arch Neurol, 66(10) : 1247-1253, 2009.
n=880（認知記憶障害 329 名，うち 70 名が AD）	2010		Aβ40，Aβ42 高基準値と認知機能低下には相関性がある　急速な認知機能低下は，Aβ42 減少あるいは比較的安定傾向を示す	Cosentino SA, et al : Arch Neurol, 67(12) : 1485-1490, 2010.
n=997（AD 移行 97 名）	2011		Aβ42/Aβ40 比低下と認知機構低下は相関性がある　認知的予備力が低いほど相関性が強い	Yaffe K, et al : JAMA, 305(3) : 261-266, 2011.
n=162　AD　n=348　MCI　n=205　NC	2011		Aβ40 と Aβ42/Aβ40 比低下は，認知機構低下と相関性がある	Toledo JB, et al : Acta Neuropathol, 122(4) : 401-413, 2011.
n=2,189（10 年追跡調査で 237 名が認知症，うち 194 名が AD）	2015		Aβ42 低値，Aβ42/Aβ40 比低下と認知症発症には相関性がある	Chouraki V, et al : Alzheimers Dement, 11(3) : 249-257, 2015.
n=126　AD　n=98　NC	2013	sLRP	AD vs NC　感度 77.8％，特異度 85.7％	Liang F, et al : Clin Neurosci, 20(3) : 357-361, 2013.

MCI : mild cognitive impairment, NC : Normal Control

表Ⅲ-5　CSF バイオマーカーの研究

対象	年	バイオマーカー	感度	特異度	文献
n=93　AD　n=33　other dementia　n=56　ND　n=54　NC	1998	Aβ40, Aβ42, tTau	71〜91％	83％	Kanai M, et al : Ann Neurol, 44(1) : 17-26, 1998.
n=79　AD(probable and possible)　n=23　VaD　n=20　MCI　n=9　DLB　n=8 other neurologic disease　n=18　NC	2001	Aβ42, tTau	75〜94％	89〜100％	Andreasen N, et al : Arch Neurol, 58(3) : 373-379, 2001.
n=51　AD　n=30　other dementia　n=19　ND　n=31　NC	2003	Aβ42, pTau181	86％	97％	Maddalena A, et al : Arch Neurol, 60(9) : 1202-1206, 2003.
n=137　MCI（AD 発症 57 名，そのほかの認知症発症 21 名）	2006	Aβ42, pTau181, tTau	95％	87％	Hansson O, et al : Lancet Neurol, 5(3) : 228-234, 2006.
n=271（AD 59 名）	2009	Aβ42, pTau181, tTau	83％	72％	Mattsson N, et al : JAMA, 302(4) : 385-393, 2009.
n=79　AD　n=29　other dementia　n=5　ND	2009	Aβ42, pTau181	92％	86％	Tapiola T, et al : Arch Neurol, 66(3) : 382-393, 2009.

ND : neurological disease control

と1時間ごとのCSFのAβ測定を実施したところ，健常者において，「覚醒のピーク［午後4時］」→「CSFのAβ濃度のピーク［午後10時］」→「睡眠のピーク［午前4時］」→「CSFのAβ濃度のピーク［午前10時］」というように，CSFのAβ濃度には，睡眠のサーカディアンリズムから約6時間遅れの周期が存在することが明らかになった[13]．このAβのサーカディアンリズムは年齢とともに減弱し，PIB-PET検査陽性の高齢者では，さらにその傾向が目立つことが示された．また最近，ヒトにおいて睡眠障害とAβ分解経路の停滞・Aβの蓄積には相関性がある研究報告がされた[13]．

CSFのAβバイオマーカーに関する主な研究を表Ⅲ-5にまとめた．解析方法はELISAによる定量分析であり，後述するタウやリン酸化タウを併せたマーカーの組み合せによって，診断感度，特異度が上昇する．

Ⅲ．タウ，リン酸化タウ

1．タウ，リン酸化タウとは

タウ(tau)は，微小管結合たんぱくである．微小管は，管状の構造をした細胞骨格の一種で細胞分裂や，種々のたんぱく質の細胞内輸送のレールの役割を担っている．タウは，強固な構造を必要とする微小管の重合や，安定化を促進する生理機能をもつ．中枢神経では，タウ遺伝子のエクソン2，3，10で生じる選択的スプライシングによって，6つのアイソフォームが存在している．微小管結合部位は，相同性が高い約30残基のアミノ酸配列が3回，または4回繰り返している領域であり，それぞれ「3リピートタウ」「4リピートタウ」と呼ぶ[14]．

過剰にリン酸化を受けたタウが不溶性となって自己凝集し，神経細胞内に多数の神経原線維変化(neurofibrillary tangle；NFT)を形成する．タウの過剰なリン酸化はADのみならずほかの神経疾患でもみられ，「タウオパチー(tauopathy)」と総称される．ピック病(Pick's disease)，進行性核上性麻痺(progressive supranuclear palsy；PSP)，大脳皮質変性症(corticobasal degeneration；CBD)などである．ADでは3リピートタウと4リピートタウの両方が蓄積し，ピック病は3リピートタウ[15]，PSP・CBDでは4リピートタウが優位に蓄積する[16)17]．

タウには，80以上のリン酸化サイト(セリン/トレオニン-プロリン配列)があり，リン酸化酵素(CDKs，GSK3)や脱リン酸化酵素(PP2A)によって制御されている．ADにおけるタウの異常なリン酸化の分子機構は完全に解明されていないが，リン酸化/脱リン酸化のインバランスが引き金であり，Aβ蓄積の後に続く病理所見であることは明らかである[18]．

2．脳脊髄液タウ，リン酸化タウ

神経細胞障害によってCSFに排出されるタウは，ほとんどが全長ではなく，C末端側の微小管結合部位を含まないN末端断片である．タウのELISA測定は，総タウ(total tau)とリン酸化タウの2つに大別される．CSFの総タウ測定は，リン酸化されていないタウも含むため，高度なリン酸化を原因とするADとは別の神経変性疾患においても値は上昇する．つまり，自己凝集前の細胞内由来のタウが，神経細胞障害によりCSFに排出される場合も含む．外傷性脳損傷[19]や急性期脳梗塞[20]，Creutzfeldt-Jakob病(CJD)[21]，ギラン・バレー症候群[22]，多発性硬化症[23]がその例である．そこで，より特異的なAD診断を目的として，リン酸化タウのELISA系が確立された．この測定には，タウのN末端断片のリン酸化部位(Thr181，Ser199，Thr231，Ser235)を認識する抗体を用いる．これらのリン酸化部位の中でどれがAD診断に最も優れているかは，一概には判断できない．これまでの

表Ⅲ-6　CSF バイオマーカーの研究

対象	年	バイオマーカー	感度	特異度	文献
n=27　AD n=31　ND	2000	ptau231	85.0%	97.0%	Kohnken R, et al：Neurosci Lett, 287(3)：187-190, 2000.
n=236　AD n=239　non-AD, ND n=95　NC	2001	ptau199	85.2%(AD vs non-AD)	85.0%(AD vs non-AD)	Itoh N et al：Ann Neurol, 50(2)：150-156, 2001.
n=82　AD n=53　FTD+DLB+VD n=25　FTD n=20　DLB n=17　VD n=26　ND n=21　NC	2002	ptau231	90.2%(AD vs non-AD) 92.3%(AD vs FTD)	80.0%(AD vs non-AD) 92.3%(AD vs FTD)	Buerger K, et al：Arch Neurol, 59(8)：1267-1272, 2002.
n=108　AD n=24　FTD n=22　DLB n=7　VD n=22　ND n=23　NC	2004	ptau181 ptau231	94.0%(AD vs DLB) 87.0%(AD vs all non-AD) 98.0%(AD vs NC) 96.0%(AD vs ND) 88.0%(AD vs FTD)	64.0%(AD vs DLB) 85.0%(AD vs non-AD) 91.0%(AD vs NC) 91.0%(AD vs NC) 92.0%(AD vs FTD)	Hampel H, et al：Arch Gen Psychiatry, 61(1)：95-102, 2004.

FTD：frontotemporal dementia，DLB：dementia with Lewy bodies

　主な研究を表Ⅲ-6 にまとめた．解析方法は，ELISA による定量分析である．AD とほかの神経疾患の鑑別には，いずれのリン酸化部位においても AD において有意な上昇を認める．レビー小体型認知症(dementia with Lewy bodies；DLB)と AD との鑑別には Thr188，前頭側頭型認知症(frontotemporal lobar degeneration；FTLD)と AD との鑑別には，Thr231 リン酸化タウの測定において，感度特異度が高いという報告がある[24]．

Ⅳ．検体の採取・保存

　前述の通り，CSF の Aβ 濃度には日内変動があるため，早朝空腹時の採取が望ましい[12]．採取後は速やかに保存容器に分注し，−80℃に凍結保存する．凍結溶解の回数が著しく測定結果に影響を与えるため，凍結後の再使用は避ける．また，保存容器の材質にも注意が必要である．内壁へのたんぱく質の吸着が起こりにくいポリプロピレン(PP)チューブを使用する．

Ⅴ．市販の ELISA キットの種類

　Aβ，タウ，リン酸化タウの ELISA キットは，各メーカーから市販されている．広く用いられているものを表Ⅲ-7 にまとめた．2012年4月より，AD 診断を目的に CSF のリン酸化タウの測定と CJD 診断を目的に総タウの測定が，一患者1回に限り保険収載となった．現在のところ，総タウとリン酸化タウの継時的な複数回の測定と Aβ の測定は，臨床研究として各々の研究機関で承認を受けて実施している．
　また，Fujirebio Europe N.V. より発売の「INNO-BIA AlzBio3」キットに含まれる蛍光色素で着

表Ⅲ-7　市販の Aβ，タウ，リン酸化タウ ELISA キット

メーカー	商品名
Fujirebio Europe N. V.	INNOTEST β-アミロイド(1-42)キット
	INNOTEST β-アミロイド(1-40)キット
	INNOTEST hTAU Ag キット
	INNOTEST リン酸化タウ(181 P)キット
株式会社免疫生物研究所	Human Amyloidβ(1-40) Assay Kit-IBL
	Human Amyloidβ(1-42) Assay Kit-IBL
和光純薬工業株式会社	Human β Amyloid(1-40) ELISA Kit Ⅱ
	Human β Amyloid(1-42) ELISA Kit, High-Sensitive

色されたマイクロビーズが結合した抗体を用いることによって，同時に Aβ42，タウ，リン酸化タウ(Thr181)を検出する測定系も開発されている．

（高村歩美）

文　献

1) Tanaka S, et al：Tissue-specific expression of three types of β-protein precursor mRNA：enhancement of protease inhibitor-harboring types in Alzheimer's disease brain. Biochem Biophys Res Commun, 165(3)：1406-1414, 1989.
2) Guo Q, et al：APP physiological and pathophysiological functions：insights from animal models. Cell Res, 22(1)：78-89, 2012.
3) Asai M, et al：Putative function of ADAM9, ADAM10, and ADAM17 as APP alpha-secretase. Biochem Biophys Res Commun, 301(1)：231-235, 2003.
4) Vassar R, et al：Beta-secretase cleavage of Alzheimer's amyloid precursor protein by the transmembrane aspartic protease BACE. Science, 286(5440)：735-741, 1999.
5) Yu G, et al：Nicastrin modulates presenilin-mediated notch/glp-1 signal transduction and betaAPP processing. Nature, 407(6800)：48-54, 2000.
6) Francis R, et al：aph-1 and pen-2 are required for Notch pathway signaling, gamma-secretase cleavage of betaAPP, and presenilin protein accumulation. Dev Cell, 3(1)：85-97, 2002.
7) Younkin SG, et al：Evidence that A beta 42 is the real culprit in Alzheimer's disease. Ann Neurol, 37(3)：287-288, 1995.
8) Selkoe DJ, et al：Translating cell biology into therapeutic advances in Alzheimer's disease. Nature, 399(6738 Suppl)：A23-31, 1999.
9) Bitan G, et al：Amyloid beta-protein(Abeta)assembly：Abeta 40 and Abeta 42 oligomerize through distinct pathways. Proc Natl Acad Sci U S A, 100(1)：330-335, 2003.
10) Liang F, et al：Decreased plasma levels of soluble low density lipoprotein receptor-related protein-1 (sLRP)and the soluble form of the receptor for advanced glycation end products(sRAGE)in the clinical diagnosis of Alzheimer's disease. J Clin Neurosci, 20(3)：357-361, 2013.
11) Deane R, et al：RAGE mediates amyloid-beta peptide transport across the blood-brain barrier and accumulation in brain. Nat Med, 9(7)：907-913, 2003.
12) Bateman RJ, et al：Fluctuations of CSF amyloid-beta levels：implications for a diagnostic and therapeutic biomarker. Neurology, 68(9)：666-669, 2007.
13) Huang Y, et al：Effects of age and amyloid deposition on Aβ dynamics in the human central nervous system. Arch Neurol, 69(1)：51-58, 2012.
14) Jakes R, et al：Identification of 3- and 4-repeat tau isoforms within the PHF in Alzheimer's disease. EMBO J, 10(10)：2725-2729, 1991.
15) Bronner IF, et al：Hereditary Pick's disease with the G272V tau mutation shows predominant three-repeat tau pathology. Brain, 128(Pt 11)：2645-2653, 2005.
16) Chambers CB, et al：Overexpression of four-repeat tau mRNA isoforms in progressive supranuclear palsy but not in Alzheimer's disease. Ann Neurol, 46(3)：325-332, 1999.

17) Takanashi M, et al : Expression patterns of tau mRNA isoforms correlate with susceptible lesions in progressive supranuclear palsy and corticobasal degeneration. Brain Res Mol Brain Res, 104(2) : 210-219, 2002.
18) Hardy J, et al : The amyloid hypothesis of Alzheimer's disease : progress and problems on the road to therapeutics. Science, 297(5580) : 353-356, 2002.
19) Magnoni S, et al : Tau elevations in the brain extracellular space correlate with reduced amyloid-β levels and predict adverse clinical outcomes after severe traumatic brain injury. Brain, 135(Pt 4) : 1268-1280, 2012.
20) Hesse C, et al : Transient increase in total tau but not phospho-tau in human cerebrospinal fluid after acute stroke. Neurosci Lett, 297(3) : 187-190, 2001.
21) Otto M, et al : Elevated levels of tau-protein in cerebrospinal fluid of patients with Creutzfeldt-Jakob disease. Neurosci Lett, 225(3) : 210-212, 1997.
22) Jin K, et al : CSF tau protein : a new prognostic marker for Guillain-Barré syndrome. Neurology, 67(8) : 1470-1472, 2006.
23) Kapaki E, et al : Increased cerebrospinal fluid tau protein in multiple sclerosis. Eur Neurol, 43(4) : 228-232, 2000.
24) Hampel H, et al : Measurement of phosphorylated tau epitopes in the differential diagnosis of Alzheimer disease : a comparative cerebrospinal fluid study. Arch Gen Psychiatry, 61(1) : 95-102, 2004.

Ⅳ 治　療

Ⅳ. 治療

 認知症の治療総論

Ⅰ. はじめに

　認知症の薬物治療の際重要なことの1つは，中核症状と周辺症状(行動心理症状)を的確に把握して治療薬を選択することである．2番目に大事なことは，アドヒアランスの問題である．認知症患者はもの忘れがあり，薬物を飲み忘れる．そのため家族あるいは周囲の人の服薬支援が必要であり，適切なアドバイスが必要である．さらに3番目として，家族や周囲の接し方が重要で，どのような接し方が望ましいかのアドバイスも重要である．本稿では薬物治療，非薬物療法および接し方などのアドバイスを紹介する．

Ⅱ. 中核症状への薬物治療

1. アルツハイマー型認知症

　コリンエステラーゼ阻害薬に分類される薬剤が塩酸ドネペジル(商品名アリセプト)，ガランタミン(商品名レミニール)，リバスチグミンパッチ(商品名イクセロンパッチ，リバスタッチパッチ)の3種類，NMDA受容体拮抗薬に分類される薬剤がメマンチン(商品名メマリー)の1種類である[1]．アリセプトは我が国で約16年の使用経験があり，安全性の高い薬剤である．軽度〜高度まで適応があり，使いやすい薬剤である．レミニールとリバスチグミンパッチは，我が国での発売は約4年を経過したところである．両剤ともに適応は軽度〜中等度である．レミニールは切れ味が鋭く，脳血管障害を合併したアルツハイマー型認知症に有用と報告されている．リバスチグミンパッチは貼付薬であり，嚥下困難や服薬拒否のある方のアドヒアランス向上に有用と思われる．メマリーは中等度〜高度のアルツハイマー型認知症が適応であるため，単独でも処方可能であるが，コリンエステラーゼ阻害薬との併用利用が多いと考えられる．周辺症状にも効果があるため，周辺症状に有効な薬剤と誤解をされている場合が多いが，中核症状に効果を有する薬剤である．コリンエステラーゼ阻害薬治療中で症状が進行してきたら，タイミングを逸することなく追加投与することが望ましい．

2. レビー小体型認知症

　本症に対してコリンエステラーゼ阻害薬の1つである塩酸ドネペジル(商品名アリセプト)が保険収載され，世界初のレビー小体型認知症の適応薬となっている．アリセプトは認知機能を改善し，特に注意障害や集中力低下への効果があると報告されている．

Ⅲ. 薬物治療の際の注意点

　認知症治療を行う際，適切な認知機能評価を行うべきと考える．改訂-長谷川式簡易知能評価スケール，mini mental state examination(MMSE)を用いている例もあるが，これらの検査法はスクリーニ

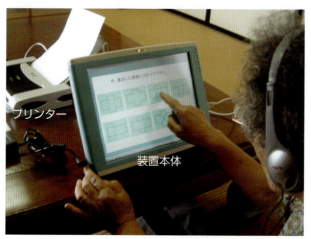

図Ⅳ-1　TDASの実施風景

ング検査であり，本来は治療評価には適切とはいえない．最も適切な評価法は，Alzheimer's disease assessment scale(ADAS)である．しかしADASは臨床心理士などの専門職が行う必要があり，所要時間も1時間かかる．そこで我々は，ADASをタッチパネル式コンピュータを用いて行えるtouch panel type dementia assessment scale(TDAS)を開発した(図Ⅳ-1)．この機器を用いれば専門職が不在の施設などでも可能であり，所要時間も20分程度で可能である．TDASがADASとの相関性も高いことを報告している[2]．TDASを用いれば的確な治療評価をみることでき，適切な薬物治療が可能となると考える．

　認知症の薬物治療で大きな問題は，患者がもの忘れをするため，そもそも薬を飲み忘れることである．このため，主たる介護者に薬の内服についてきちんと説明をする必要がある．「薬をきちんと飲ませてあげてくださいね」という指導だけでは不十分である．「きちんと薬を口の中に入れて，完全に飲んだところまで確認してください」とまで話しておかないといけない．さらに，残薬がどのくらいあるかをきちんと確認してもらうことも必要である．また，家族が確認できない，あるいは独居で確認できる家族がいないような場合，デイサービスの職員，ヘルパー，訪問看護師などに依頼する．

Ⅳ. 周辺症状(行動・心理症状)への治療

　薬物療法の前に，周辺症状が出現する原因を検討することが不可欠である．通常，本人の体調変化(感染症ほか)，急激な生活環境の変化や介護者の不適切な対応によって出現したり増悪していることが多い．そのような問題点を改善することで周辺症状が消失，軽減する．それでも改善がみられない場合や，軽減が不十分な場合に薬物療法を開始する．薬物療法には2通りの考え方があり，1つは認知機能が低下したために周辺症状が出てきた場合である．この際は，中核症状に有効な薬剤(コリンエステラーゼ阻害薬やNMDA受容体拮抗薬)を処方する．2つめは，認知機能低下に直接関連していない原因の場合であり，お勧めは塩酸チアプリド(商品名グラマリール)である．塩酸チアプリド(25 mg)を夕食後に1錠処方する．1錠で不十分な場合は，2～3錠まで増量する．副作用もほとんどみられず，脳梗塞後遺症の際に通常使用しており，実地医家には処方しやすい薬剤である．漢方薬である抑肝散も周辺症状に有効とする報告もなされている．これらの薬剤でコントロールが難しい場合は，リスペリドン(商品名リスパダール)，クエチアピン(商品名セロクエル)などの非定型抗精神病薬が適応となるが，処方の仕方も難しいので，認知症に詳しい精神科医に紹介するのがよいと考える．

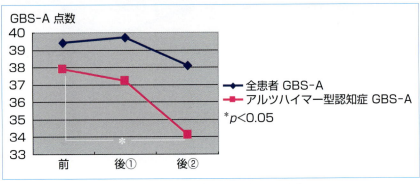

図Ⅳ-2　アロマセラピーは認知機能を改善する

Ⅴ．非薬物療法

　近年非薬物療法も注目されている．我々のグループは，アルツハイマー型認知症の中核症状に有効な可能性のあるアロマオイルを見出した．昼間はローズマリー・カンファーとレモンの配合で，夜間は真正ラベンダーとスイートオレンジの配合で投与をしたところ，アルツハイマー型認知症の認知機能に改善を示した（図Ⅳ-2）[3]．アルツハイマー型認知症は，海馬が障害される前に嗅神経が障害されることが知られている．アロマオイルの香りで嗅神経を刺激することにより弱った嗅神経の再生につながり，嗅覚ならびに記憶の改善につながる可能性が示唆される．そのため，軽度認知障害（MCI）がアロマセラピーの最もよい適応と考える．

Ⅵ．認知症治療の今後の展望

　アルツハイマー型認知症の根本治療薬開発が進められている．アミロイドβ蛋白のワクチン療法（能動免疫，受動免疫），βおよびγセクレターゼ阻害薬，βおよびγセクレターゼモデュレーター，スタチン，アミロイドβ蛋白の凝集阻害薬など，多くの薬剤の治験が世界的に進行している．

　多くの医師から最も期待されている診断マーカーは，血液などのサンプルで測定でき，数値で判断できるものである．我々のグループは，髄液中で見出した糖鎖異常をもったトランスフェリンが，血液中でも同様に新規バイオマーカーとして有用であることを見出した[4]．糖鎖異常をもったトランスフェリンは，アルツハイマー型認知症では健常者に比較して有意に高値をとり，アミロイドβ蛋白より早期の変化であることがわかった．今後，アルツハイマー型認知症の早期発見に役立つことが期待される．

　多くの臨床医に認知症診療に関心をもって，実践していただきたいと考える．

（浦上克哉）

文　献

1) 浦上克哉：これでわかる認知症診療〜改訂第2版〜．南江堂，2012．
2) Inoue M, et al：Touch panel-type dementia assessment scale：A new computer-based rating scale for Alzheimer's disease. Psychogeriatrics, 11：28-33, 2011.
3) Jimbo D, et al：Effect of aromatherapy on patients with Alzheimer's disease. Psychogeriatrics, 9：173-179, 2009.
4) Taniguchi M, et al：Sugar chains of cerebrospinal fluid transferrin as a new biological marker of Alzheimer's disease. Dement Geriatr Cogn Disord, 26：117-122, 2008.

IV. 治療

2 睡眠衛生指導―地域におけるSleep health promotion と施設での睡眠マネジメント―

I. 高齢者の Sleep health promotion の重要性

　睡眠障害は，うつ病，認知症とならぶ高齢者の三大精神疾患といわれており，脳・心身の健康と密接に関係する睡眠問題の予防や改善支援は，高齢者自身，家族や介護者のQOLを考えるうえでも重要課題といえる．高齢者の睡眠改善には，生活リズムの調整，活動のメリハリがポイントであり，健康づくりのための睡眠指針2014においても，「熟年世代は朝晩メリハリ，昼間に適度な運動で良い睡眠」と強調されている．近年，高齢者の睡眠障害の治療場面では認知行動療法など睡眠衛生，生活習慣の調整技術が有用であることが指摘されている[1]．本稿では日中の適正な覚醒維持技術，生活リズム調整技術を用いた高齢者のSleep health promotion，施設での睡眠マネジメントについて実践例を交えながら紹介する．

II. 高齢者の睡眠と加齢に伴う個人差の増大 ―ライフスタイルの重要性―

　加齢に伴う中途覚醒の増加，深い睡眠である睡眠段階3・4の減少，REM睡眠の減少が多くの研究で報告されている[2]．また，深部体温リズムなどのサーカディアンリズムの振幅の減少などが認められる．加齢によるリズム劣化の要因としては，生体時計（視交叉上核）の機能低下が挙げられるが，退職など，ライフスタイルの変化で同調因子である2,500ルクス以上の光，運動，社会的接触，食事の規則性などの入力も低下する．高齢者の不眠は，内的脱同調も原因の1つと考えられている．以上，高齢者の睡眠の悪化の要因として，同調因子の減弱や同調因子を受容する能力の低下，生体時計そのものの機能低下[3,4]などがあるが，日中の適正な覚醒維持機能の低下，特に夕方以降の居眠りも高齢者の睡眠を阻害する大きな要因である．

　一方，睡眠と深く関与する深部体温リズムは55歳以降，個人差が顕著に増大することが指摘されている[5]．高齢になっても若年者と深部体温リズムの振幅がさほど変わらない人もいるということである．また，睡眠が良好な高齢者は精神健康も良好で，情緒的適応性，日常生活動作能力（ADL），主観的健康感も高いことが報告されている[6]．つまり，高齢者の睡眠の質の悪化は加齢の影響と一概にいえず，加齢とともに個人差が大きくなるためと認識することも重要である．その個人差の生まれる背景には，ライフスタイルや環境が関与する．意欲的な高齢者は30分の短い昼寝習慣をもつ人が多く，睡眠も良好であること[7]，一方，習慣的な運動がサーカディアンリズムの同調因子としても働きをもつことや，規則的な食事習慣は臓器の代謝リズムの同調に有効であること[8]も指摘されている．詳細は後述するが，高齢者の睡眠改善のためのライフスタイルのポイントは，生活リズムの調整，同調因子（光，食事，運動，社会的接触）の強化，日中の活動のメリハリ，夕方以降の居眠り防止が重要である．

Ⅲ. 生活リズム健康法を日々の生活に取り入れる

図Ⅳ-3は，日常生活内に取り込み，継続することで睡眠健康増進に有効な生活習慣（生活リズム健康法）を示している．スリープ・ヘルスや認知行動的介入技法のエッセンスが日常の生活のなかで実践できるよう簡便な形で表現されている[9)10)]．

まず，できている習慣行動には〇，できていないが頑張れそうなものには△，頑張ってもできそうにないものには×で回答してもらう．頑張れそうな項目（△）が指導のポイントとなる．×を〇に変えようとすると目標が高すぎて，途中で挫折してしまう可能性があるため，△をつけた項目の中から頑張れそうなもの，本人が実行可能な目標行動を3つ程度選択してもらうことが重要である．1つでも問題習慣が変われば，それが突破口となり，ほかの習慣も徐々に変わり，悪循環から少しずつ抜け出すことができる[9)10)]．

Ⅳ. 快眠のための1日の過ごし方と睡眠環境の工夫[11)12)]

睡眠マネジメントのポイントは，ライフスタイルの改善と睡眠環境の整備，すなわち，①サーカディアンリズムの規則性の確保，②日中や就床前の良好な覚醒状態の確保，③睡眠環境の整備，④就床前のリラックスと睡眠への脳の準備が重要である．これらのポイントをふまえつつ，具体的なメニューを提示したものが，上述の生活リズム健康法である．以下に，睡眠確保に有効な生活メニューを朝，昼（日中），夜に分けて紹介する．

1. 朝起きてからの過ごし方

朝起きてからの過ごし方のポイントは，サーカディアンリズムの規則性の確保である．太陽の光で脳の生体時計を，食事で腹時計をリセットすることで，体内のそのほかの生体時計も同調しやすくなる．部屋の窓際1m以内であれば，外でなくとも光の効果はある．一方，光は浴びるタイミングで効果が異なる．日中の光はリズムのメリハリ強化や覚醒維持に有効だが，早朝の光は睡眠相を前進させ，夕方の光は睡眠相を後退させる．極端な早寝早起きの高齢者は，夕方に光を浴びるのが効果的であることなども伝え，早朝，庭仕事をするときはサングラスなどをかけたり，寝室に遮光カーテンをかける工夫なども具体的に提示することが必要である．

2. 日中の過ごし方

日中，夕方の過ごし方のポイントは，日中の良好な覚醒状態の確保，活動のメリハリである．活動のメリハリが低下しがちで，夜間の睡眠が悪化している高齢者に対しては，短い昼寝をとることで，午後の活動性を高め，夕方以降の居眠りを減らすことが重要である．短い昼寝は，認知症発病の危険性を1/5以下に軽減することも明らかにされている[13)]．

昼食後は，短い昼寝（昼食後〜15時の間で30分程度の昼寝）をとるのがポイントで，長く寝てしまいそうな不安があるときは，ソファや椅子にもたれて眠ることで，深く眠ることを避けられる．また，昼寝前にお茶やカフェインの入った飲料を飲むのも有効である．カフェインは，飲んで15〜30分後くらいから効き始め，昼寝が終わる頃にちょうど効いてくるので，昼寝からすっきり目覚められる．また，午前10〜12時，午後2〜4時の4時間，4週間程度2,500ルクスの光照射を行うことで，メラトニン分泌が若年者の水準まで上昇し不眠も改善する[14)]．このことは，日中に十分な量の光を浴びることで高齢であってもメラトニン分泌が増加すること，つまりリズムのメリハリがつくことを示している．

生活リズム健康法—日常生活に取り入れよう—(高齢者版)
①あなたの習慣をチェックしましょう！

> *（ ）の中に，既にできていることには○，頑張ればできそうなことには△，できそうにないものには×をつけてください．

1. （ ）毎朝ほぼ決まった時間に起きる
2. （ ）朝食は，良く噛みながら毎朝食べる
3. （ ）午前中に太陽の光をしっかりと浴びる
4. （ ）日中はできるだけ人と会う
5. （ ）日中はたくさん歩いて活動的に過ごす
6. （ ）趣味などを楽しむ
7. （ ）日中は，太陽の光にあたる
8. （ ）昼食後から午後3時の間で，30分以内の昼寝をとる
9. （ ）夕方に軽い運動や，体操や散歩をする
10. （ ）夕方以降は居眠りをしない
11. （ ）夕食以降，コーヒー，お茶などを飲まない
12. （ ）寝床につく1時間前はタバコを吸わない
13. （ ）床に入る1時間前には部屋の明かりを少し落とす
14. （ ）ぬるめのお風呂にゆっくりつかる
15. （ ）寝床でテレビを見たり，仕事をしない
16. （ ）寝室は静かで適温にする
17. （ ）寝る前に，リラックス体操(腹式呼吸)を行う
18. （ ）眠るために，お酒を飲まない
19. （ ）寝床で悩み事をしない
20. （ ）眠くなってから寝床に入る
21. （ ）8時間睡眠にこだわらず，自分にあった睡眠時間を規則的に守る
22. （ ）睡眠時間帯が不規則にならないようにする
23. （ ）たくさん文字を書き，新聞や雑誌など，読み物を音読する
24. （ ）1日1回は腹の底から笑うようにする
25. （ ）いつもと違う道を通ったり，料理を作るなど，新しいことに挑戦する

②あなたの睡眠の満足度を確認しましょう．次の質問に100点満点でお答えください．
　　1) 寝つきの満足度は……………………（　）点
　　2) 熟睡の満足度は………………………（　）点
　　3) 日中のすっきり度(疲労・眠気)は……（　）点　　良いほうが100点で記入
☆生活習慣の改善と合わせて，満足度がどう変化しているかについて時々振り返りましょう！

◎生活改善のために〜あなたの行動改善の目標を決めましょう．
　　①のチェックリストで，△(頑張れば出来そうなこと)の中から3つほど，自分で改善しようと思う目標を選び，番号で記入してください．
　　　　☆目標1(　)　☆目標2(　)　☆目標3(　)

図Ⅳ-3　習慣チェックリスト

チェックリストに，まずできている習慣行動には○，できていないが頑張れそうなものには△，頑張ってもできそうにないものには×で回答してもらう．次に，できていないが頑張れそうな△の中から3個，自分で目標を選ばせる．睡眠日誌に，日々の睡眠習慣と目標達成の有無を記入させる．基本的には習慣行動のチェック項目，すべてが○になることが理想的だが，できていないが頑張れそうな△の中から2, 3個ずつ長期的視野にたって根気強く，達成を賞賛したり，目標設定の助言を行いながら指導していくことが大切である．

3. 夕食後から就床前の過ごし方

　夕食後から就床前の過ごし方のポイントは，就床前のリラックスと睡眠への脳の準備である．夕食以降の居眠りや仮眠は避けることが重要である．円滑な入眠や熟眠の条件としては，①深部体温の下降，②手足，末梢からの熱放散，③脳の興奮を鎮めることが重要である．例えば，就床前の熱い風呂，食事，激しい運動など体温が上がるような行動は望ましくない．また，就床前の考えごと，明るすぎる光環境も望ましくない．脳の興奮が高まり，寝つきや睡眠を悪化させる．さらに睡眠を安定させる働きのあるメラトニン分泌は，生体が夜と認識する時期に増加する．寝る1時間前は部屋の明かりを少し落としたり，間接照明に切り替えることも重要である．入浴後過ごす部屋は白熱灯にすることも有効である．また，夜間のトイレ回数の多い高齢者は，夕食以降のコーヒー，紅茶，お茶などのカフェイン摂取は避けることが大切である．特に，就床間近のお茶や，多量のお酒や喫煙は避けるべきである．お酒は晩酌程度．ニコチン，カフェイン，アルコールともに利尿作用があり，夜間のトイレを増やす要因となる．また，就床前の入浴は38～40℃のぬるめが望ましい．42℃を超えるような熱い風呂への入浴は体温を過剰に上昇させ，交感神経系活動を高めるため，就寝3時間前あるいは夕食前などにしたほうがよい．また，入浴による発汗や睡眠中の発汗による水分喪失を補うため，就寝前および起床後にはコップ1杯程度の水分を摂ることが大切である．お風呂が長めの高齢者は，入浴前にコップ1杯程度の水分を飲むことも，脱水の影響を避けるためには大切である．冬など浴室内と風呂との温度差が激しい場合には，前もって浴室内を暖かくしておくなどの対処が事故を防ぐうえで重要である．また，床に入って眠れないときは無理に眠ろうとはしないこと．逆に，焦って緊張・脳の興奮を高める．就床前は音楽や香りなども有効だが，音楽は途中で止まるような配慮が大切である．

V．睡眠改善による心身の健康増進
―短い昼寝，夕方の軽運動を用いた睡眠指導―

　Sleep health promotionを高齢社会のライフスタイルづくりと絡ませた，現場での検証研究が行われている．以下に日中の適正な覚醒維持技術，生活リズム調整技術を用いた健康活動を紹介する．不眠で悩む高齢者を対象に，昼食後の30分の昼寝および夕方（体温の最高期）の軽運動（福寿体操）[15]の習慣づけ指導（睡眠健康教室）を4週間，週3回，短期集中的に行うと，覚醒の質が向上し，夕方から就床前にかけての居眠りの減少がみられ，夜間睡眠や精神健康[16]や脳機能が改善することが報告されている[6]．また，睡眠改善に伴い，日中の覚醒度や注意力，柔軟性やバランス感覚，脚筋力も改善していた[6]．睡眠が改善したメカニズムのポイントは，日中の適正な覚醒維持，夕方から就床前にかけての居眠り防止である．深部体温が最も高くなる夕方の時間帯は，筋力や運動能力のサーカディアンリズムの頂点位相に相当するため[17]，身体への負担も少なく，運動を行うのに効果的である．30分程度の短い昼寝と夕方の軽運動を取り入れることによって，夕方から就床前までの居眠りが減ることで，夜間の良質な睡眠を促し，翌日の生活の質も向上するというよい循環を形成したと推察できる．さらに昼寝や運動を日々同じ時間帯に行うことで，リズム調整にも寄与しているものと考えられる．睡眠改善に伴い，日中の覚醒度や注意力，柔軟性やバランス感覚，脚筋力も改善したことは，高齢者のQOLやADL向上につながるものと考えられる[6)18]．

VI. Sleep health promotion の様々な展開

1. 短期集中型の睡眠健康教室

　日中の適正な覚醒の確保に着目した睡眠指導(快眠ミニ・デイサービス)は高齢者の閉じこもり，うつ対策，認知症予防としても有効である[12)18)19)]．短い昼寝や夕方の軽運動の指導に加えて「笑い」の要素を加えたり，レクリエーションを採用している地域もある[19)20)]．

　高齢化率，独居率や自殺率が高く，冬期のメンタルヘルスに悩んでいた山間部のある町と連携して行った事業の1例を紹介する．不眠やうつと評定された高齢者23名が，冬期2か月間(週2回，計12回)保健センターに集まって，午後から一緒に昼寝を取った．その後，「笑いセラピー，レクリエーション」，体操を集団で実施した[19)20)]．昼寝終了後と夕方の福寿体操の間の時間帯に行うことで，脳の休息と活動のメリハリをつけ，夜間睡眠に影響しやすい午後3時以降の覚醒維持をより確実にした．「笑いセラピー」には，日中の適正な覚醒の確保としての役割のほかに，笑うことによって免疫力を高め，意欲や活力を増進する効果も狙った．2か月後，睡眠が改善し，疲労自覚症状数も有意な減少が認められた．また，仮名ひろいテストの成績も上昇し，「頭がぼんやりする」，「物事が気にかかる」，「根気がなくなる」といった訴えの人の割合も有意に減少した．人間関係，幸福感についても改善がみられ，体全体の調子では8割の人が改善されたと感じていた[19)]．

　一方，物忘れを感じると回答した高齢女性15名(64.4歳)を対象に睡眠指導を行った研究では[12)]，指導後2週間で入眠や中途覚醒の時間が短縮し，睡眠持続時間も延長した．また4週間後では，認知課題の成績が有意に増加していた．

　生活リズム調整技術，日中の適正な覚醒の確保からの快眠法に注目したデイサービス，教室などはそれぞれの現場の事情にそった形で運営されている．期間としては，生体リズムの観点から最低でも2週間は必要であるが，この技法は病院，リハビリ施設，包括支援センターの事業などにも応用可能と思われる[18)]．

2. 睡眠の自己調整法(生活リズム健康法)の活用

　一方，時間に余裕のない人や人と交わることを好まない人に対しては，自己調整法のみでも一定の効果がある．より多くの高齢者の睡眠健康を確保し，改善していくためには，日常生活レベルで実施可能なライフスタイルの改善が重要な意味をもつといえる．筆者らはチェックリスト(図Ⅳ-3)，教材や睡眠日誌を用いて，1か月間の自己調整法(生活リズム健康法)を指導している．これは，自分の睡眠習慣についてのセルフモニタリングと認知変容をねらったものである．4週間実施すると中途覚醒が有意に減少し，精神健康も有意に改善した[10)]．さらに，2週間の自己調整法でも精神健康は有意に改善し，アクチグラムでも入眠潜時や中途覚醒時間も有意に減少した[10)]．また，睡眠の自己調整法は，単発の講演でも活用可能である．講演においても，睡眠への意識啓発や習慣改善を図ることは大切である．筆者は，睡眠〇×クイズ[21)]を交えながら睡眠の重要性や睡眠のしくみ，快眠法を中心に講演を行い，自己調整法を指導している．講演で同意の得られた高齢者に対して自己調整法を実施した研究では，睡眠や血圧改善のほか，QOLや自己効力感が向上している[22)23)]．

Ⅶ. 睡眠指導のうつ予防，認知症予防への応用

　最近，広島県では，睡眠改善を切り口にした心身の健康づくりとして，睡眠教室を開催している．

睡眠教室(週1回4週間)では睡眠とストレス対処の知識と実技，合わせて自己調整法(目標行動の選択，睡眠日誌を用いたセルフモニタリング)を行っている．教室(90分)は，1回目は講義(睡眠)，グループワーク(以下，GW)(不眠の悩み共有)，2回目は講義(生活習慣)，GW(目標行動の見直し，筋弛緩法)，3回目は講義(ストレス)，GW(良いところ探し)，4回目は講義(快眠と笑い)，GW(最近笑ったことの発表)を行い，毎回講義，GW後に30分間体操を行った．1か月後，睡眠満足度，朝の気分，意欲，食事の味に改善がみられた．さらに睡眠に加え，抑うつ気分，QOL，活動量の改善に効果があることがわかった．教室の内容としては，特に睡眠，ストレスについての講義，良いところ探しなどのGWが改善につながったと参加者の多くが感じていた．一方，上記3回までを行ったほかの市町でも，入眠潜時や中途覚醒時間，睡眠効率に量的な改善がみられ，総睡眠時間が増加した．また，不眠重症度も改善し，その効果は終了8週後にも維持されていた[24]．さらに，日中の眠気やQOLの改善，歩行数や運動量の増加も確認できた．上記の睡眠教室は，認知症予防教室としても活用されている．2015年度から，認知症相談プログラムを使用して睡眠教室の効果評価に活用しており，図形認識の成績の改善を確認している．

Ⅷ. 施設高齢者・認知症高齢者での留意点[24)26)]

　最近は，不規則な睡眠・覚醒パターンの認知症患者には，日中の覚醒水準を保つための非薬物的アプローチを選択することが推奨されている．施設に入所する理由の多くは，徘徊と錯乱を伴う夜間の頻回の覚醒であり，認知症高齢者にかかわる人々にとっても睡眠教育は重要である．施設入所中の高齢者の睡眠改善のポイントは，①窓際1m以内の光が入りやすい環境で，②午前中はなるべく坐位で過ごすこと，③明るい環境での朝食，昼食，④30分程度の短い昼寝，⑤夕方以降から就床前にかけての居眠り防止に心がけ，日中の覚醒の質を高める工夫がきわめて重要である．30分以下の昼寝はアルツハイマー認知症の発病の危険性を1/5以下に軽減させること，一方1時間以上の昼寝は，危険性を2倍に増加させることが指摘されている．つまり，習慣的な短時間の昼寝は効果的だが，長すぎる昼寝は逆効果になり，デイ・ホームや施設などでよく見受けられる長すぎる昼寝は，見直す必要がある．また，夕方の居眠りを防止するための声かけや，これまで午前中に行っていた体操や音楽療法を，30分程度の短い昼寝の後，夕方の時間帯に入れ替えることも効果が期待できる．

Ⅸ. 睡眠マネジメントで夜間コールが激減

　この試みはスタッフの「夜勤をなんとかして！」から始まった．夜間コールが鳴り続く状況が続き，スタッフには悲鳴と不満が続出．そこで睡眠マネジメントを実践してみようということになった．これまで不定期であった散歩を，午前9時半になると皆で近くの海まで約1時間かけて毎日実施した．また昼寝も，不定期で長時間だったものを昼食後，30分程度の短い昼寝に変更．15時であったレクリエーションも17時に変更した．夜間のコールは減り，レクリエーションにもスタッフが快く取り組むようになった．特に，要介護度2で室内は手引き歩行，屋外は車いす使用のS子さん(102歳)の変化は劇的であった．以前は夜間コール20回，睡眠薬の効果はなく，日中は居室で横になりウトウト・昼夜逆転状態が続いていたが，1か月後には夜間コールが8回，2か月後には6回，4か月後には2回と激減した(図Ⅳ-4)．また，昼寝後，15時のおやつ以降，ほぼ覚醒が維持され，生活リズム

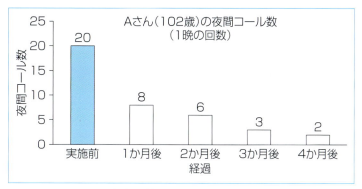

図Ⅳ-4　認知症高齢者への睡眠マネジメントの効果

ポイントとしては，①午前9時半から散歩，太陽光を浴びる，②15時までに30分の昼寝，③夕方（17時頃）の軽い運動で，リズムを整え，日中の適正な覚醒を維持させること，そして，夕方の居眠りを極力減らすことが重要である．

も整ってきた．施設全体でも夜間のコールは少なく，全くない日も月に半数くらいある．また，①イライラしていた入居者も穏やかになり笑顔が増えた，②生活にメリハリがつき，「〜したい！」という要望も増え，意欲の向上がみられた．睡眠マネジメントを継続することで入居者の生活リズムが整い，夜間の快眠につながっている．また免疫力の向上という意味でも，2010年の開設以来，入居者のインフルエンザ罹患者はゼロで現在も記録更新中である．

（田中秀樹，田村典久）

文　献

1) Montgomery P, et al：A systematic review of non-pharmacological therapies for sleep problems in later life. Sleep Medicine Reviews, 8：47-62, 2004.
2) Bliwise DL：Normal aging. Kryger MH, et al(eds)：26-39, Principles and practice of sleep medicine, 3rd ed, WB Saunders, 2000.
3) Stopa EG, et al：Pathologic evaluation of the human suprachiasmatic nucleus in severe dementia. J Neuropathol Exp Neurol, 58：29-39, 1999.
4) Liu RY, et al：Decreased vasopressin gene expression in the biological clock of Alzheimer disease patients with and without depression. J Neuropathol Exp Neurol, 59：314-322, 2000.
5) 白川修一郎ほか：高齢社会日本の課題と展望．田中秀樹（編）：3-22，高齢期の心を活かす．ゆまに書房，2006.
6) Tanaka H, et al：Sleep health, lifestyle and mental health in the Japanese elderly-Ensuring sleep to promote a healthy brain and mind-. J Psychosom Res, 56：465-477, 2004.
7) 田中秀樹ほか：高齢者の意欲的なライフスタイルと睡眠生活習慣についての検討．老年精医誌，7：1345-1350，1996．
8) Stokkan KA, et al：Entrainment of the circadian clock in the liver by feeding. Science, 291：490-493, 2001.
9) 田中秀樹ほか：地域高齢者の睡眠障害改善のための非薬物アプローチ．睡眠医療，6：559-568，2012．
10) Tanaka H, et al：Sleep management promotes healthy lifestyle, mental health, QOL, and a healthy brain. Jinglong Wu(ed)：211-224, Biomedical Engineering and Cognitive Neuroscience for Healthcare：Interdisciplinary Application, IGI Global, Hershey, 2012.
11) 田中秀樹：望ましい睡眠環境と夏期，冬季の対応―連載　転倒予防・QOL向上に向けた睡眠障害改善―．通所介護リハ，8(4)：75-79，2010．
12) 田中秀樹：地域高齢者の睡眠改善のための介入技法と評価法．日本睡眠改善協議会（編）：148-162，応用講座睡眠改善学，ゆまに書房，2013．
13) Asada T, et al：Associations between retrospectively recalled napping behavior and later development of Alzheimer's disease：association with APOE genotypes. Sleep, 23：629-634, 2000.

14) Mishima K, et al：Diminished melatonin secretion in the elderly caused by insufficient environmental illumination. J Clin Endocrinol Metab, 86(1)：129-134, 2001.
15) 田中秀樹, 荒川雅志：認知症, 転倒予防のための快眠術. 短い昼寝と夕方の福寿体操のススメ. 東京法規出版, 2005.
16) Tanaka H, et al：Short nap and exercise improve sleep quality and mental health in the elderly. Psychiatry Clin Neurosc, 56：233-234, 2002.
17) Atkinson G, et al：Circadian variation in sports performance. Sports Med, 21：292-312, 1996.
18) 田中秀樹（編著）：高齢期の心を活かす―衣・食・住・遊・眠・美と認知症・介護予防―. ゆまに書房, 2006.
19) 田中秀樹：睡眠確保からの脳とこころのヘルスプロモーション. 睡眠・ライフスタイルと脳・心身の健康. 地域保健, 6：5-26, 2002.
20) 田中秀樹：快適睡眠と生活習慣病, 痴呆予防. 小西美智子ほか（編）：90-135, 介護ハンドブック. 関西看護出版, 2002.
21) 田中秀樹：ぐっすり眠れる3つの習慣. KKベストセラーズ, 2008.
22) 田村典久ほか：高齢者への自己調整法を用いたスリープマネジメントが睡眠, QOL, 自己効力感に与える効果. 広島国際大学心理臨床センター紀要, 12：19-34, 2013.
23) Tanaka H, et al：Sleep education with self-help treatment and sleep health promotion for mental and physical wellness in Japan. Sleep Biol Rhythms. Publish online, DOI 10.1007/s41105-015-0018-6, 2015.
24) 田村典久ほか：重度の睡眠障害をもつ地域高齢者に対する快眠教室が, 不眠, 日中の眠気, QOLの改善に与える効果. こころの健康, 3(2)：28-39, 2015.
25) 堀　忠雄（編）：睡眠心理学. 北大路書房, 2007.

Ⅳ. 治 療

3 薬物療法

Ⅰ. はじめに

　最も高頻度の認知症であるアルツハイマー病は，認知症全体の50〜60％を占めているといわれている．記憶障害を中心とした臨床症状の発現の数年以上前から，大脳の老人斑や神経原線維変化が緩徐・潜行性に発現し，多くは初老期から老年期に発症する．認知症患者の理解力や判断力などの知的機能障害やその基盤となる記憶障害を中核（中心）症状と称し，感情不安定や興奮，攻撃性，徘徊，せん妄，幻覚や妄想などの周辺症状を一括して behavioral and psychological symptoms of dementia (BPSD)という．

　アルツハイマー病の治療の最大の目的は患者が安心して暮らせることであるが，その目的の達成には様々な手段があり，薬物療法はその1つにすぎない．本稿では，認知症の中でも半数以上を占めるアルツハイマー病に絞って，その薬物療法について概説する．

Ⅱ. 薬物療法全般について

　アルツハイマー病に対する薬物療法の目的のうち，第1は中核症状の進行（認知機能障害の低下）をなるべく遅らせることであり，第2はBPSDの改善である．ただし，両者とも薬物療法とケアとを上手に実施することが重要である．

　アルツハイマー病に対する薬物療法は，後述する抗認知症薬やほかの向精神薬が中心となっているが，高齢者においては，薬物の選択や投与量の調整が難しいばかりか，薬物に対する忍容性の低下から副作用を生じることも多く，また治療に難渋する場合もしばしばである．

　アルツハイマー病の治療やケアには，デイサービスやケアマネジャーによるケースワークの活用など，様々な社会資源の利用やその勧奨も重要である．

Ⅲ. 中核症状に対する薬物療法

　アルツハイマー病の中核症状に対する薬物療法は，現時点では根本的な治療法は確立されておらず，進行抑制効果である．我が国で保険適用のある薬物療法は，抗認知症薬として2010年まではコリンエステラーゼ阻害薬であるドネペジルのみが使用されていたが，2011年にコリンエステラーゼ阻害薬であるガランタミン，リバスチグミンおよびN-メチル-D-アスパラギン酸（NMDA）受容体に対する非競合的拮抗薬であるメマンチンといった新薬が登場した．効能・効果は，ドネペジルは軽度〜高度，ガランタミンとリバスチグミンは軽度および中等度，メマンチンは中等度および高度のアルツハイマー病における認知症症状の進行抑制である．これらの薬物の使用法では，コリンエステラーゼ阻害薬どうしの併用を行うことは推奨されていないが，これらの薬物の基本的な特徴や剤形が

大きく異なることから，この点についても検討の余地があろう[1]．メマンチンは，これらのコリンエステラーゼ阻害薬との併用が可能であることから[2,3]，今後はこれらの4剤を使い分けたり，併用することにより治療の幅が大きく広がることが期待される[1,4-6]．2010年には認知症疾患治療ガイドラインが発表され，アルツハイマー病に対するこれらの4剤のエビデンスレベルはAである[7,8]．

アセチルコリンエステラーゼ阻害薬（ドネペジル[9-15]，ガランタミン[16,17]，リバスチグミン[3,18-20]）の長期的効果のエビデンスは得られており，アセチルコリンエステラーゼ阻害薬は長期にアルツハイマー型認知症の認知機能低下の進行を抑制すると考えられる．また最近では，高度アルツハイマー型認知症においてもこの進行抑制効果が証明されている[12,21]．メマンチンはNMDA受容体拮抗作用のある唯一の抗認知症薬であり，認知機能低下の進行を抑制するが，コリンエステラーゼ阻害薬との併用により認知機能低下の進行をさらに抑制できると期待される[2,4-6,22]．これらの4剤の長期的効果については，半年～1年以上の報告が多いが，2年や3年といった報告もある．

また，これらの4剤の薬物は，中核症状のみならずBPSDの緩和にも有用であることがいわれている．国内治験の結果からは，行動障害（徘徊，無目的な行動など），興奮や攻撃性，感情不安定で易刺激的な場合には，メマンチンを先行して使用することが推奨されている[1]．一方，自発性や意欲の低下が前景にみられる場合には，基本的にはコリンエステラーゼ阻害薬を先行して使用することが推奨されている[1]．ただし，コリンエステラーゼ阻害薬はコリン作動性神経を賦活するため，興奮・攻撃性などの周辺症状（BPSD）に対する悪影響をもたらすことがあるため，注意する必要がある[23]．

アルツハイマー病に対する薬物療法を考えるうえで，服薬コンプライアンスが重要であることはいうまでもない．なぜならば，抗認知症薬であればいずれの薬剤も内服して数時間後に薬効が発揮されることはなく，1～2週間の内服で認知機能が改善することもほとんどないからである[24]．そのため，抗認知症薬については服薬コンプライアンスも考慮しながら，薬剤選択をすることが重要である．抗認知症薬を服用する患者本人だけでなく，服薬を管理する介護者も重要な存在であり，この介護者との間に良好なコミュニケーションなどの相互関係を形成させることも忘れてはならない．そのため，患者本人と介護者に対しては，病状（病気）の説明のほかに抗認知症薬について，その効果・副作用や，副作用に対しての早期発見・対処法などの説明も必要である．しかし，認知症が軽度の場合でも，あるいは独居のために介護者が同居していない場合などには，服薬コンプライアンスが不十分な場合も少なくない．そのような場合は，内服回数が少ない薬物や，1度に内服する錠数が少ない薬物ほど，コンプライアンスが良好である可能性がある[24]．リバスチグミンは抗認知症薬のなかで唯一の貼付薬であるが，貼付する介護者が視覚的にコンプライアンスを確認することができるという大きなメリットがある．介護者が様々な理由で，患者の内服コンプライアンスの向上に自信がもてない場合にはよい選択肢である．認知症症状の進行に伴い，服薬を拒否したり，嚥下機能の低下から服薬が困難になったりすることも少なくないため，患者に適した剤形の選択が必要である．ドネペジルやガランタミンは，錠剤のほかに口腔内崩壊錠や内用液などの剤形の選択が可能である．さらに，ドネペジルにはゼリー剤があり，服薬を拒否する患者には『おやつ』として目先を変えることもできる[25]．副作用については，投与開始初期に発現しやすいため，数週間かけて段階的に有効用量まで増量を行うことで，副作用の発現を低く抑えることができる．これら4剤の抗認知症薬は食事による吸収への影響がないため，患者のライフスタイルに合わせた服薬時間，もしくは介護者の介護時間に合わせた時間調節が可能である．

IV. BPSDに対する薬物療法

　アルツハイマー病のBPSDに対する薬物療法は，発現している精神症状や行動障害に対する適切な薬物の選択による対症療法である．必要最小限の薬物を用いて睡眠・覚醒のリズムや情動の安定を図り，患者の生活のリズムの規則性を維持することが基本となる．BPSDが発現している患者の多くは，生活全般の乱れのせいで，摂食不良による低栄養や脱水，感染症，身体疼痛，便通異常，皮膚疾患などが生じている場合が多いので，これらを見逃してはいけない．軽微な身体不全が重篤なBPSDの引き金になってしまう場合もある．認知機能の障害の程度を問わず，患者が不安なく，安心した生活が送れている場合にはBPSDの発現は少ないことがいわれている．

　BPSDのうち幻覚，妄想，興奮，易怒性などには抗精神病薬が使用されることが多い．しかし，BPSDを改善させる目的で投与した抗精神病薬が錐体外路症状をはじめとする副作用を発現させ，誤嚥性肺炎や転倒のリスクファクターとなり得ることも多い．また，患者の死亡率を約1.5倍高めるとして，米国食品医薬品局(Food and Drug Administration；FDA)から注意勧告が出されている[26]．BPSDに対する抗精神病薬の使用は，やむを得ない場合以外は使用しても最小限にとどめたいとの思いが多くの臨床医の本音であろうと推察する．そのような経験から近年，漢方薬による認知症治療が注目されている．本章では省略するが，なかでも抑肝散はBPSDに対する検討が盛んに行われるようになった漢方薬であり，その使用は急速に増加傾向にある．

　BPSDに対する薬物療法においても，服薬コンプライアンスは重要である．BPSDに使用される抗精神病薬は保険適用外となるので，インフォームドコンセントの重要性は強調するまでもない．抗精神病薬についても，抗認知症薬と同様に，患者本人と介護者に対してその効果・副作用や，副作用に対しての早期発見・対処法などの説明は必要であり，内服回数が少ない薬物や一度に内服する錠数が少ない場合ほど，コンプライアンスが良好である可能性がある．患者のライフスタイルに合わせた服薬時間，もしくは介護者の介護時間に合わせた時間調節も必要である．

V. 具体的な処方例(『今日の治療指針2015年版』[27]より)

1. 認知機能障害に用いる薬物によるBPSDの治療

　大部分のアルツハイマー病患者は，BPSDの有無にかかわらず，認知機能障害に用いる薬物がすでに投与されていよう．しかし，これらの薬物がBPSD自体にも有用な場合もあり，またBPSDの発現を予防している可能性もあるので，投与価値は十分ある．

1) 興奮や攻撃性，感情不安定で易刺激的な症例

Px 処方例

(1) メマリー錠(5・10・20 mg　20 mg)分1(夕食後ないし眠前が望ましい)

　→　原則として5 mgから開始し，1週間ごとに5 mgずつ増量し20 mgが維持量だが，アリセプトやレミニール，イクセロンやリバスタッチとの併用が可能であることが，大きな利点であるので，標的症状の改善状況などから患者に適した維持量を設定する．

(2) レミニール錠ないし口崩錠(4・8・12 mg)分2(朝夕食後)

　→　最初の4週間は1日8 mg分2朝夕食後の投与とする．興奮などに対する効果はメマリーよりもやや軽いが，意欲の亢進作用もあるので，反対に興奮の増強には注意する．症状に応じて24 mg

まで増量可能である．液剤（4 mg/mL）もあるので便利である．

2) 自発性の低下が前景にみられる症例

Px 処方例

(1) アリセプト錠ないし口崩錠やゼリー（3 mg・5 mg・10 mg）分 1（朝食後）
→ 最初の 1〜2 週間は 3 mg を投与し，5 mg に増量する．適度な自発性の亢進で，家族から「元気が出てきた」と喜ばれる場合もあるが，稀に 10 mg の投与で興奮がみられる例もあることに注意する．認知機能が軽度から高度まで，すべてに適応がある．細粒もあるので利用できる．

(2) イクセロンパッチまたはリバスタッチパッチ（4.5 mg・9 mg・13.5 mg・18 mg）1 日 1 回貼付（背部・上腕部・胸部）
→ 1 日 1 回 1 枚を 4.5 mg から開始し，原則として 4 週間ごとに 4.5 mg ずつ増量し，18 mg を維持量とする．無関心で元気のない症例が主な対象となる．レミニールと同様に，自発性の低下とともに易刺激的でもある症例に使用しやすい．パッチ剤であるため，消化器症状の発現が少ないなどの利点が大きいが，皮膚症状の発現には注意する．

2. 認知機能障害に用いる薬物以外による BPSD の治療

以下は，認知機能障害に用いる薬物がすでに投与されていることを前提に，それでもなお BPSD が認められている場合の薬物療法について記載する．なお，すべて保険適用外使用となることに留意する．

1) 興奮や攻撃性，感情不安定で易刺激的な症例

Px 処方例

(1) セロクエル錠（25 mg・100 mg・200 mg）分 2（1 日量 25〜100 mg，朝夕食後）
→ パーキンソニズムが生じにくい利点が大きい．細粒もある．

(2) エビリファイ錠（3 mg・6 mg・12 mg）分 2（1 日量 1.5〜3 mg，朝夕食後）
→ 鎮静効果は軽いので，高齢者にも利用しやすい．液剤や散剤もある．

(3) リスパダール錠（1 mg・2 mg・3 mg）分 2（1 日量 0.5〜1.5 mg，朝夕食後）
リスパダール口崩錠（0.5 mg・1 mg・2 mg）分 2（1 日量 0.5〜1.5 mg，朝夕食後）
→ 鎮静効果が強いので眠気に注意する．細粒や液剤もある．

(4) デパケン R またはセレニカ R 徐放錠（100 mg・200 mg）分 2（1 日量 100〜400 mg，朝夕食後）
→ 衝動性の亢進例に特に有用である．シロップもある．

(5) ツムラ抑肝散エキス顆粒（2.5 g）分 2 ないし分 3　2〜3 包（朝夕ないし朝昼夕食前）
→ 軽症〜中等症の場合には単独でも奏効する．上記の(1)〜(4)による治療でも効果が不十分な場合に，追加処方として用いてもよい．

2) 自発性の低下が前景にみられる症例

Px 処方例

(1) シンメトレル錠（50 mg・100 mg）分 2（1 日量 50〜100 mg，朝昼食後）
→ 軽症例で，せん妄のみられていない患者が対象である．夜間せん妄の発現の回避のためにも，昼食後以降には投与しない．細粒もある．

(2) テトラミド錠（10 mg・30 mg）分 1（1 日量 10〜30 mg，夕食後）
→ せん妄の治療薬にもなるので，やや抑うつ的で自発性も低下している例が対象となる．

3) 幻覚症（意識障害のない）や物盗られ妄想などの幻覚妄想とそれらによる不穏・興奮

Px 処方例
(1) セロクエル錠（25 mg・100 mg・200 mg）分 2（1 日量 25〜100 mg，朝夕食後）
　→　パーキンソニズムが生じにくい利点が大きい．細粒もある．
(2) ツムラ抑肝散エキス顆粒（2.5 g）分 2 ないし分 3　2〜3 包（朝夕ないし朝昼夕食前）
　→　軽症〜中等症の場合には単独でも奏効する．上記の(1)による治療でも効果が不十分な場合に，追加処方として用いてもよい．

4) イライラ・カリカリなどの焦燥や夕暮れ症候群

Px 処方例
(1) ツムラ抑肝散エキス顆粒（2.5 g）分 2 ないし分 3　2〜3 包（朝夕ないし朝昼夕食前）
　→　イライラ・カリカリの原因（性格変化，物盗られ妄想など）の有無やその内容にかかわらず投与するとよい．夕暮れどきの不安・不穏（「家に帰る」など）にも奏効する場合がある．

5) 不眠や昼夜逆転による不穏や軽いせん妄や悪夢など

Px 処方例
(1) ツムラ抑肝散エキス顆粒（2.5 g）分 1　1〜2 包（夕食前ないし眠前）
　→　ときには投与当日や数日後からも奏効するが，効果の判定には少なくとも 2〜3 週間以上の継続服用が必要である．
(2) ツムラ酸棗仁湯エキス顆粒（2.5 g）分 1　1〜2 包（夕食前ないし眠前）
　→　催眠効果が中心である．効果の判定には少なくとも 2 週間以上の継続服用が必要であるが，投与当日や数日後からも奏効する例もある．一般的にベンゾジアゼピン系睡眠薬は，認知症や高齢者ではふらつきや健忘などの副作用の発現や，せん妄の発現や悪化などのために使用しにくい．本薬にはこれらの副作用がない．
(3) ロゼレム錠（8 mg）分 1　1 錠（夕食後ないし眠前）
　→　軽い催眠効果が中心であるが，効果の判定には少なくとも 2 週間以上の継続服用が必要であり，その後も効果は徐々に向上する．せん妄への治療効果も期待できる．効果が不十分な場合には，上記の(1)や(2)を追加するとよい．

VI. まとめ

　アルツハイマー病は，現時点でも原因は特定されていない．中核症状の進行や BPSD の出現などから日常生活において支障がみられるようになるが，病期，環境，病前性格，あるいは患者・家族の関係や介護者などによるケアのあり様によっても，BPSD 発現の有無やその内容は千変万化する．徘徊やせん妄などの重篤な BPSD は中核症状を悪化させたり，より重篤に評価されてしまうことがあるので注意する．最も大切なことは，日常生活での支障がみられない初期の段階にこそ，軽微な生活変化を見逃さないことである．患者が安心して暮らせることがアルツハイマー病の治療の最大の目的であるが，薬物療法はその目的を達成するための 1 つの手段にすぎず，薬物に対する忍容性の低下（副作用の生じやすさ）を考慮しながら，薬物の選択や投与量の調整に気を配る必要がある．

（長濱道治，河野公範，堀口　淳）

文献

1) 中村　祐：アルツハイマー型認知症治療薬の使い分けは可能か．老年精医誌，23(9)：1027-1036，2012．
2) 長田　乾ほか：NMDA受容体拮抗薬メマンチンの薬理作用とアルツハイマー病における臨床効果．脳21，15(4)：474-486，2012．
3) Nakamura Y, et al：A 24-week, randomized, double-blind, placebo-controlled study to evaluate the efficacy, safety and tolerability of the rivastigmine patch in Japanese patients with Alzheimer's disease. Dement Geriatr Cogn Dis Extra, 1(1)：163-179, 2011.
4) Howard R, et al：Donepezil and memantine for moderate-to-severe Alzheimer's disease. N Engl J Med, 366(10)：893-903, 2012.
5) 中村　祐：アルツハイマー病の中核症状治療　メマンチン．Brain Med，25(1)：15-22，2013．
6) 東海林幹夫：アルツハイマー病の中核症状治療　抗コリンエステラーゼ薬　ドネペジル，ガランタミン，リバスチグミン．Brain Med，25(1)：7-13，2013．
7) 遠藤英俊：臨床に役立つQ＆A　認知症の薬の副作用で気をつけることを教えてください．Geriatr Med，51(1)：75-77，2013．
8) 「認知症疾患治療ガイドライン」作成合同委員会：認知症疾患治療ガイドライン2010，医学書院，2010．
9) Burns A, et al：Efficacy and safety of donepezil over 3 years：an open-label, multicentre study in patients with Alzheimer's disease. Int J Geriatr Psychiatry, 22(8)：806-812, 2007.
10) Doody RS, et al：Open-label, multicenter, phase 3 extension study of the safety and efficacy of donepezil in patients with Alzheimer disease. Arch Neurol, 58(3)：427-433, 2001.
11) 堀　宏治ほか：アルツハイマー病の認知機能改善薬と根本治療薬　ドネペジル長期投与のエビデンス．治療，93(9)：1874-1877，2011．
12) 中村　祐：薬物療法と長期経過・予後．老年精医誌，20(6)：630-639，2009．
13) Nakano S, et al：Donepezil hydrochloride preserves regional cerebral blood flow in patients with Alzheimer's disease. J Nucl Med, 42(10)：1441-1445, 2001.
14) Rogers SL, et al：Long-term efficacy and safety of donepezil in the treatment of Alzheimer's disease：final analysis of a US multicentre open-label study. Eur Neuropsychopharmacol, 10(3)：195-203, 2000.
15) Winblad B, et al：3-year study of donepezil therapy in Alzheimer's disease：effects of early and continuous therapy. Dement Geriatr Cogn Disord, 21(5-6)：353-363, 2006.
16) 本間　昭ほか：ガランタミン臭化水素酸塩のアルツハイマー型認知症に対するプラセボ対照二重盲検比較試験．老年精医誌，22(3)：333-345，2011．
17) Raskind MA, et al：The cognitive benefits of galantamine are sustained for at least 36 months：a long-term extension trial. Arch Neurol, 61(2)：252-256, 2004.
18) Bullock R, et al：Rivastigmine and donepezil treatment in moderate to moderately-severe Alzheimer's disease over a 2-year period. Curr Med Res Opin, 21(8)：1317-1327, 2005.
19) Doraiswamy PM, et al：Long-term effects of rivastigmine in moderately severe Alzheimer's disease：does early initiation of therapy offer sustained benefits? Prog Neuropsychopharmacol Biol Psychiatry, 26(4)：705-712, 2002.
20) 片山禎夫：リバスチグミンの使用経験　第Ⅲ相二重盲検・長期試験の経験から．老年精医誌，23(9)：1096-1101，2012．
21) Homma A, et al：Long-term safety and efficacy of donepezil in patients with severe Alzheimer's disease：results from a 52-week, open-label, multicenter, extension study in Japan. Dement Geriatr Cogn Disord, 27(3)：232-239, 2009.
22) Tariot PN, et al：Memantine treatment in patients with moderate to severe Alzheimer disease already receiving donepezil：a randomized controlled trial. JAMA, 291(3)：317-324, 2004.
23) 丸木雄一：アルツハイマー病の認知機能改善薬と根本治療薬　ドネペジルの副作用への対応．治療，93(9)：1857-1861，2011．
24) 山崎峰雄：認知症の薬物治療の工夫　服薬コンプライアンスをあげるために．治療，93(9)：1835-1838，2011．
25) 山村恵子ほか：アルツハイマー型認知症治療薬の副作用管理　アドヒアランス向上を目指した副作用説明のポイント．薬局，63(2)：285-291，2012．
26) FDA Talk Paper(http://www.fda.gov/bbs/topics/ANSWERS/2005/ANS0153.html)
27) 堀口　淳：今日の治療指針2015年版．医学書院，2015．

IV. 治療

4 運動による認知症予防

I. はじめに

　我が国は平均寿命が伸び，世界一の長寿国になった．大変結構なことである．しかし高齢になればなるほど，何かと身体の不都合に見舞われる機会が増える．運動障害，心血管障害，脳卒中などはその代表で，中でも認知症は最も気がかりで罹りたくない疾患の1つである．認知症は，「記憶がどうもおかしいかな？」というのが始まりである．その後もの忘れが目立つが，日常生活は概ね障害なく行える軽度認知障害(3〜5年)を経て認知症となる．認知症と診断されてから治療を開始しても，なかなかよくならない．手遅れなのである．したがって，早期に発見治療することが大事である．しかしますます高齢化が進む今日，それよりも大事なことは，いかにして認知症にならないか，いかに認知症の発症を遅らせ軽度のものにするか，すなわち認知症の予防に取り組むことではないだろうか．本稿では認知症の予防を，特に運動との関連において考えてみる．

II. 認知症は中年から始まっている

　認知症は，主に以下の3つの症状を示す．①記憶障害(特に近々の出来事が記憶されない)，②見当識障害(日時，場所などがわからなくなる)，③実行障害(簡単な日常の行為もできなくなる)．ほかには感情障害，幻覚，暴力，徘徊のような随伴症状を示すことがある．

　認知症の危険因子の第1は加齢である．我々の寿命が延びたため脳の老化が顕著となり，起こってくると考えられるが，真の原因はまだわかっていない．現在考えられている要因は，①ベータアミロイド(Aβ)が神経細胞の周りに集積してくること，②タウ(τ)蛋白が神経細胞内に溜まってくること，③封入体と呼ばれる物質が脳内に蓄積してくること，などある．では，このような物質が，いつ頃から脳内に溜まってくるのだろうか？

　図IV-5 は，Aβとτ蛋白の出現と脳機能の障害の経緯を示したものである[1]．認知症(図の右方)ではAβ，τ蛋白ともに多量に溜まり，脳の構造変化や認知機能をはじめ，種々の臨床症状が認められる．しかし，それより5年ほど前の軽度認知障害(MCI，記憶障害だけが目立つ)の時期にも，すでにAβは大量に，τ蛋白は中程度溜まっているのがわかる(図の中ほど)．さらに恐ろしいことには，何の障害も認められない健康な人(臨床症状を示す前の人)でも，年齢が進むと(40代後半)，Aβやτ蛋白が溜まり始め，シナプス障害や脳の構造変化が始まりつつあることである(図の左方)．図IV-5-b はAβとτ蛋白の蓄積を画像化したもので，これらが多く蓄積すると暖色(黄，赤)が強くなる[2]．

　このように，一般に中年以降になると異常物質が脳内に溜まり始めることがわかってきた．これらが蓄積すると直ちに認知症が発症するわけではないが，脳に種々の機能的，構造的障害をもたらすことは間違いない．したがって大事なことは，これらの異常物質をできるだけ蓄積させないことである．では，どのように対応すればよいのだろうか？それには，アルツハイマー家系のように遺伝子障害が

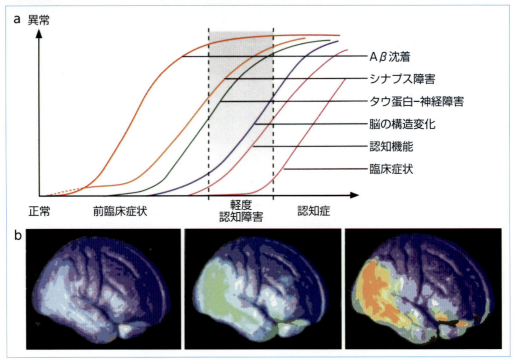

図Ⅳ-5 アルツハイマー病の病態・症状と経過
a：Aβの沈着，シナプス障害，タウ(τ)蛋白の沈着-神経障害，脳の構造変化，認知(記憶)機能，臨床症状の経過を示す．何の症状もない時期(前臨床症状)においてすでにAβとタウ蛋白が沈着しだし，シナプス障害も起こりつつある．（文献1より引用）
b：Aβとタウ蛋白の沈着像(FDDNPを用いたPETスキャン)．暖色ほどより多く沈着(前臨床症状＜軽度認知障害＜認知症)．（文献2より引用）

代々遺伝されるケースはなかなか難しいが，一般には，脳の働きを活発にする能動的な生活習慣を身につけることである．

Ⅲ. 脳を活性化する手立て

　脳には1,000億を超す神経細胞が存在している．個々の神経細胞は近傍の，また遠隔の神経細胞と互いに連絡し合うネットワークを作り，この連絡する部位はシナプスと呼ばれる．1つの神経細胞当たり1万個ものシナプスを作るので，脳全体でのシナプスの数は莫大なものになる．この無数の接合部によって情報のやりとりが行われ，いろいろな機能(感覚，運動，記憶，言語，感情，意思など)が生み出されているのである．

　かつては，脳の神経細胞はすべて胎児期に作られ，生後には作られず，成熟した後は死滅して数が減少していくと考えられていた．この考えは間違いではないが，近年の研究によってすばらしい発見があった．それは，我々が70歳，80歳のような高齢になっても，脳の中には神経幹細胞と呼ばれる神経細胞を生み出す細胞が存在していることが明らかにされたのである[3]．

　神経幹細胞は自ら複製して神経幹細胞を生み出すこと，そしてその一部は神経細胞に分化し神経ネットワークの中に組み込まれていくこと，さらに，脳に何かダメージが加わると神経幹細胞から神経細胞への分化が高まり，これらは患部に移動していき，ダメージを修復することが明らかになったのである．つまり，高齢になっても日々新しい神経細胞が生み出され，脱落していく既存の神経細胞の働きを補い，助けているといえる．

我々の脳はたった1.4 kg前後の臓器だが，それを構成する神経細胞は70年も80年も生き続け，シナプスを縦横に作って情報の交換を行い，さらに神経幹細胞から分化した神経細胞が生まれてきて，常に機能の更新と再生を行っているのである．このように脳は強い可塑性をもっている．

　このすばらしい脳を十分に活用しない手はない．サビつかせたり，認知症になっては申しわけないし，もったいないのである．では，どうすれば脳の働きを活性化させることができるのだろうか？どうすれば認知症にならないように，脳を元気にすることができるのだろうか？

　脳は体の一部なので，脳が元気になるためには，何といっても体が元気でなくてはならない．我々動物が元気に生きていくうえで最も大切なのは，「食」である．①毎日楽しく食事をし，健康を維持することである．では，脳自身を元気にするにはどうすればよいのだろうか？それには，②毎日運動すること，③目的や関心をもつこと，④何事も繰り返し行うこと，⑤ストレスを溜めないこと，⑥人の輪の中に入っていくこと，⑦感動する心をもつこと，⑧変化を受け入れる柔軟な前向きの気持ちをもつこと，⑨広い視野と長期的な視点をもつこと，⑩利己より利他，「ありがとう」と思う心をもつことである[4]．

　「何だって？若者ならいざ知らず70歳，80歳になって，何が感動する心，柔軟な前向きの気持ち，広い視野と長期的な視点か」というかもしれないが，そうではない．このような気持ちをもつよう心がけると，ささいな目の前の悩みの解決法も浮かぶというものである．

Ⅳ．能動的になろう

　上の①～⑩について詳しく述べると1冊の本になってしまう．そこで本稿では，これらの中で特に重要と思われる4点について考えてみる．

1．快　食

　我々が元気に生きていくには，何といっても「食」が第1である．毎食おいしく食べることが健康，ひいては脳の活性化にとって何よりも大事である．無形文化遺産にも選ばれたが，食材をバランスよく食べる日本食が一番である．「まごわやさしい」を心がける．ま（まめ），ご（ごま），わ（わかめ），や（野菜），さ（魚），し（しいたけ），い（いも）．このように体にやさしい多様な食材を摂るよう心がけるようにする．

　1日30品目，一口30回の咀嚼を心がけ，何よりも楽しく食べることである．よく噛むためには，咬筋が働き，舌をよく動かす．そうすると唾液がよく分泌される．これらの結果，種々の神経栄養因子が分泌され，脳の働きが高まる．一方，咽頭，喉頭を取り巻く筋もよく働き，嚥下が滑らかになり，誤嚥が防げる．このように，よく噛むことはよいことづくめである．重病になったときでも，点滴や胃瘻による栄養補給に頼らず口から食事を摂れる人は，次第に抵抗力，免疫力が高まり，前向きな気持ちになり，体力が回復して寝たきりから脱却し，病に打ち勝ったという報告が多々ある．そう，「食」が第1なのである．

2．運　動

　さて，本稿の主要テーマの運動することの重要性について考えてみよう．

　我々ヒトは，約600万年前にアフリカの土地でサルから分かれて進化し，約350万年前に二足歩行するようになった．二足歩行になると全体重が2本の足にかかり，よく歩き，野山を駆け巡った．手が自由になったので，大小様々なものを持ったり，つまんだり，持ち上げたり，投げたりと，手をよ

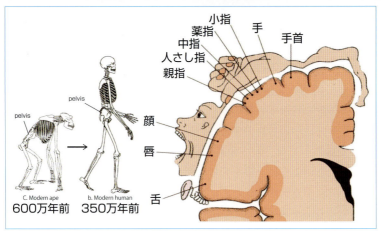

図Ⅳ-6　ヒトの脳の発達
四足歩行から二足歩行になるにつれ，手をよく使い，咽・喉頭部が広がったので言葉を喋るようになった．その結果，手，顔，口の運動野がよく発達し，現在のような脳に発達した．（文献5より引用）

く使うようになった．また用途に応じ，いろいろな道具を作るようにもなった．道具をうまく操るには手指の細かい運動が必要になるため，手指の感覚および運動機能がよく発達した．

一方，直立した結果，頭部が真っすぐ上に伸び，咽頭や喉頭のスペースが広がった．そして集団生活が始まるとともに言葉を獲得し，コミュニケーションの手段を身につけたのである．図Ⅳ-6は，現在の我々の脳の前額断面における大脳皮質運動野の広がりを示している．体全体に運動指令を出す運動野の中で，手および顔（口，舌を含む）の運動野は大変広く，よく発達していることがみてとれる（両者だけで全体の2/3を占める）．一方，体全体の中で胴，腰，脚の占める比率は大きいにもかかわらず，運動野の中でこれらの占める面積は小さいことがわかる[5]．

手指を器用に動かしたり，食塊を噛み飲み込んだり，言葉を喋ったりする運動には，手や口腔の多くの細かい筋肉を順序立ってうまく使う必要がある．そのために，これらの部位の運動野が発達してきたのである．

一方，胴，腰，下肢の運動時には，これらの部位の筋が一斉に働いて大きな力を出すが，微妙な細かい動きは望めない．そのため，それほど多くの神経細胞が要らないので，運動野が発達してこなかったのである．このことを逆に考えると，普段から手，口，顔をよく使えば，脳の広い範囲がよく活性化されることになる．

＜手，足，口を使おう＞

脳の働きを活発にするためには，このような個体発達の特徴を活用することが大事である．すなわち，普段から手，足，口をよく使う習慣を身につけることが大切である．

現代の我々は日常生活において手，足，口をよく使っているだろうか？以前に比べ，明らかに使う頻度が減っている．かつては掃除，洗濯，買い物，料理など，日々の仕事において手をよく使った．力仕事もよくした．歩き，階段を上り，自転車にもよく乗った．会話も，相手の目をみて喋り合ったものである．しかし，最近の生活スタイルは全く異なり，家電製品のお陰で手を使わなくてもワンタッチでいろいろな家事が行えるし，車，エレベータ，エスカレータを使い，あまり歩かなくなった．スマホ，ネットで簡単なメールは送るが，面と向かい相手の表情を確かめながら話す機会が少なくなった．ボードや画面を指先で操作するが，手指全体を細かく使う機会が減った．果物の皮をむけない，鉛筆を削れない子どもたちが増えている．体格は大きくなっているが，体力，器用さ，持続性，忍耐

力が低下しているとの報告がある．そう，以前に比べ現在の我々は手，足，口を使う機会が激減している．

このような生活スタイルが長年続くとどうなるだろうか？大脳皮質運動野や感覚野の活動が弱まり，これらを駆動する前頭前野の働きも弱まる．人間の人間たる行いを担う前頭葉の働きが弱くなるのである．このような変化は長いスパンで考えると，脳活力の低下，ひいては認知症発症の助長につながっていくと考えられる．

3. 人の輪の中に入ろう

上述したようにケータイ，スマホ，パソコンを使いコミュニケーションをとることが常となった現在，人と面と向かって話をすることが少なくなっている．高齢者，中でも1人暮らしの方は1日中喋らないことがよくあるといわれる．口腔は，感覚神経と運動神経が最も豊富な部位である．表情筋や口唇，舌，咽頭・喉頭の筋肉は非常に細かい運動ができるよう，脳から豊富な神経支配を受けている．したがって，これらをよく使うと，それだけ脳が活性化されるのである．

一般に，男性は仕事や職場中心の生活を送ることが多いので，定年後そのネットワークが途切れてしまうと，1人で家の中に閉じこもりがちになりやすく，急に老け込むといわれる．一方，女性は若いときからサークルや地域の中に多くの友人をもっているので，老いても生活スタイルが変わらずに人との付き合いが継続され，いつまでも若々しく元気である．

このように，おしゃべり，笑い，歌など，口を使い声を出す行為は脳を大変活性化する．したがって，普段から人の輪の中に入り，わいわいがやがやと楽しく過ごすことが，若さをキープする最上の方法である．

4. ストレスを溜めない（リラックスして楽しく暮らす）

病気，失恋，事故，解雇，愛する人との別れなど，つらい出来事の後に体調を崩したり，急に老け込むことがよくある．避けがたいストレスが続くと体力，免疫力が削がれる．このようなときはストレスホルモン（コルチゾール）が長期にわたり多量に放出されるため，脳の神経細胞，特に海馬の神経細胞が傷害され死滅する．脳は避けがたい持続するストレスに大変弱い．

しかし大小の差はあれ，ストレスのない社会はない．我々は日々何らかの不都合，嫌なことや障害に直面している．このとき大事なことは，ストレスを1人で背負い込まないことである．「起こってしまったことは仕様がない，くよくよしても元に戻らない，雨の上がらない日ばかりではない，夜が明ければまた必ず陽が昇る」と気持ちを切り替え，前向きに考えることが，一番大事である．人の輪の中に入る，思い切り愚痴をこぼす，外に出て体を動かす，音楽や笑いなど，心をリラックスさせることが大事である．

まず，現状・現況を受け入れ，そのうえで自分が努力して解決できることをみつけ，前向きに歩むことである．このとき大事なことは，自分だけが不幸なのではない，世の中にはいろいろな人がいて皆の力で世界が成り立ち，1人ひとりの人間はその中で生かされていると考えること，すなわち「ありがとう」と思う心をもてるかどうかである．このような感謝する気持ちをもつと，心が癒され，目の前の悩みや苦悩が晴れ，前進できるというものである．

V. 認知症予防実践プログラム（anti-dementia action program；ADAP）

体を動かすこと，手をよく使うこと，そして口を働かせること（楽しく食べ，よく声を出す）は脳の

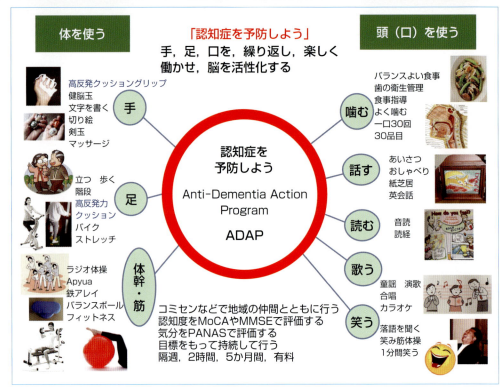

図Ⅳ-7　認知症予防実践プログラム（ADAP）
高齢者を対象にして，手，足，体幹，筋など体を使ういろいろな運動を約40分間行う．中休み（お茶，菓子，談笑）の後，噛む，話す，読む，歌う，笑うなど頭（口）を使ういろいろな遊びを約40分間行う（隔週，2時間）．初回と最終回にMMSEやMoCAで認知度を評価し，その向上を目指す．

活性化に直結していて，認知症を予防するてっとり早い方法であることが，理解いただけたと思う．そこで，我々NPO法人「健康な脳づくり」では，高齢者を対象に以下のような認知症予防実践プログラム（ADAP）を地域のコミュニティセンターで実施している．

　高齢になると，一般に運動量が落ちてくる．膝や腰に障害が現れ，思うように歩けなくなる．これが進むと戸外に出なくなり，近所や他人との交流が少なくなる．このように運動ができなくなると行動範囲が狭くなり，新しい情報が入りにくくなり，生活スタイルが不活発になるという負のスパイラルに陥る．したがって，心がけて外に出ること，心がけて人と交流することが大切になる．「外に出よう」，「運動しよう」，「人と交流しよう」，そして「脳を活性化しよう」というのがADAPの目的である．以下にADAPの概要を紹介する（図Ⅳ-7）．

1. 体を使う

1）手を使おう

（1）高反発クッショングリップ

　細いポリエチレン繊維が絡み合った素材でできている高反発クッショングリップ（以下，グリップ）は，握ると強い反発力を発揮する．このグリップを用いて，握る・緩める，指先で摘む，手掌内で回転させるなど，手指をよく使う運動を行う．本グリップを24時間にわたり持続して装着すると，何年間も続いていた脳卒中後の手指の拘縮が，たった2か月程度で改善される[3)6)〜8)]．

（2）健脳玉

　かつて高齢者はクルミを持ち，手の中で転がし手を鍛えたが，それとよく似た健脳玉（表面が凹凸で，ピンポン球の大きさの木製の玉）を2個ずつ両手に持ち，転がしたり前後に入れ替えたりし，手

指の感覚および運動機能を高める．
　(3) マッサージ
　　両手をよくこすり合わせ，その後に顔，腕，肩，体幹，脚などをやさしくマッサージする．
　(4) 切り絵
　　ハサミと色紙を使って，手本を参考にしていろいろな切り絵を作る．
2) 足を使おう
　(1) 歩く
　　各自毎日30分〜1時間，戸外で歩くように努める．速度は自分の体力に合わせるが，途中で1分間をめどにして，断続的に速歩を繰り返す．
　(2) 階段を上る
　　加齢とともに脚を引き上げる筋力が弱くなり，つまずき転びやすくなる．そこで普段からエレベータ，エスカレータをできるだけ使わないで，階段を上る習慣をつける．
　(3) バイクをこぐ
　　自分の脚力に合わせ負荷をかけて，バイクをこぐ．
　(4) 高反発クッション
　　前述のグリップと同素材でできた高反発クッション(50×50×10 cm)の上で足踏み，片足立ち，ジャンプを行い，足腰の筋を鍛え，平衡感覚を強化する．筆者らは本クッション上でゆっくり足踏みするだけで脳，特に前頭葉の血流が増加することを報告している[9]．
　(5) ストレッチ
　　高反発のマット上に寝ころんで，手，胴，腰，脚の屈伸を行う．
3) 体幹，体軸筋を使う
　(1) 体操
　　TV体操で体をほぐし柔軟にする．
　(2) Apyua
　　体幹筋，特に腹筋と腰筋を引き締め，バランス感覚を養う．
　(3) ぶら下がり器
　　肩，上腕の筋力アップを目指し，ぶら下がり器を用いる．また懸垂をする．
　(4) フィットネス
　　各種のエクササイズマシンを用いて，上肢，下肢，体幹の筋肉を鍛える．
2. 頭を使う(口を使う)
　我々の体の中で口腔は，感覚神経と運動神経のもっとも豊富な部位である．したがって口をよく使うと(口唇や舌の運動，咀嚼，嚥下，発語，笑いなど)，脳が活性化される．
1) バランスよい食事
　1日30品目，一口30回の咀嚼を目指し，バランスよい食事を楽しくとる(各家庭で)．そのための歯の衛生管理や食事指導を行う．
2) よく話そう
　相手の目をみて挨拶する．よくおしゃべりする．紙芝居をし合う．簡単な英会話を行う．
3) 読む
　新聞，雑誌，本を大きな声で音読する．

4）歌う

ギター伴奏に合わせ，青春歌，童謡，演歌などを皆で大きな声で歌う．

5）笑う

笑いは身体の健康に最高の行為である．我々は面白いときに笑う．笑うことによって副交感神経系が優位となり，体が休まり楽しくなり心が晴れる．落語，川柳，ジョークなどを聴く．「アッハッハ…」，「ワッハッハ…」と，大声を出して30秒〜1分間笑い続ける．また笑み筋体操を行う．

VI. 運動の効用

動物に運動させると脳の働きが高まり，記憶や認知機能がよくなることはよく知られている．これはヒトにおいても同じである[10)〜12)]．

運動すると代謝が盛んになり，心拍数が上がり，血液循環がよくなり，呼吸も深くなる．その結果，脳に達する血液や酸素が増える．脳では成長ホルモン，ノルアドレナリンやドパミンなどの伝達物質，さらにNGF，IGF-2，FGF，BDNFなどの神経栄養因子の産生が高まる．その結果，神経幹細胞や神経細胞が活性化され，神経ネットワークの働きが活発になる．海馬では，運動によって神経幹細胞から神経細胞への新生・分化が高まり，それらは記憶回路の中に組み込まれて記憶の維持，更新に関係していることが報告されている．

一方，1日1時間歩くことを1年間続けると脳の活性化が起こり，運動野，帯状回，前頭葉などが大きくなるという報告がある[13)]．

では，ここで運動を行う際の脳内の情報の流れについて考えてみよう．いろいろな運動を行うには，まず前頭葉(前頭前野)で「○○しよう」，「○○を動かそう」という意思が発生する．それに基づいて前運動野や補足運動野で運動のイメージや手順が作られ，最後に一次運動野から「動かせ」という指令が出される．これらの情報は脳幹を経て脊髄の運動神経に伝えられ，最終的に筋の収縮や弛緩となり運動が発現される．

一方，目的とする運動がうまく行われているかどうかは，運動器官(筋，腱，靱帯，関節，皮膚など)からの感覚情報のフィードバックによって調節される．また運動をうまく滑らかに行うために，皮質下の小脳と大脳基底核は，運動・感覚情報の統合，記憶，タイミング，プログラミングなどに深く関与している．

そして，このような多くの部位の活動をよりうまく，力強く，まとまったものにするためには，認知機能を担う頭頂連合野，記憶，情動，やる気に関係する側頭連合野や大脳辺縁系，そして感情，意思，目的，計画などをコントロールする前頭連合野の働きが不可欠である．このように運動(体を動かす)という行為には，運動野と感覚野だけが関与するのではなく，脳全体が関係し，影響を受け，活性化されるのである（図Ⅳ-8）．

脳が働いたり休んだりしているときは，あらゆる部位の神経細胞が一斉に働いたり，一斉に休んだりしない．覚醒しているときも熟睡しているときも，脳の各部位の神経細胞はそれぞれ活動したり，休んだりしている．あたかも夜空の星の光が点滅しているように，時々刻々と活動と休止を繰り返しているのである[14)]．

各部位には無数の神経細胞があり，それぞれに多くの情報(記憶)が貯えられている．そして，この各部位の神経細胞は，近傍のまた遠隔の神経細胞と密な連絡網をもち情報のやりとりをし，脳全体と

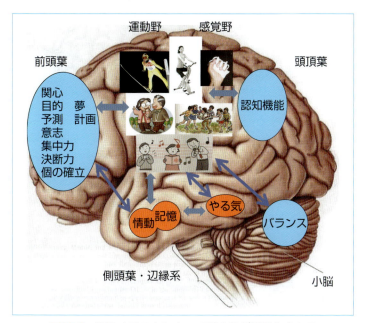

図Ⅳ-8　運動することによって脳全体が活性化される
運動を行うには，まず運動野と感覚野が働く．しかしこれらの部位は，頭頂葉（認知機能に関係），側頭葉・辺縁系（記憶や情動に関係），脳幹（やる気に関係），小脳（バランスに関係），前頭葉（関心，目的，意思などに関係）などと相互に連絡しているので，運動を行えば脳全体が活性化される．

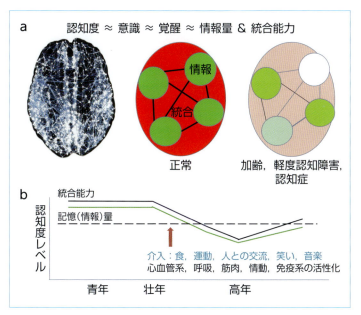

図Ⅳ-9　認知度の低下と介入による改善
認知度レベルは，記憶（情報）量と統合能力によって保たれているが，これらは加齢とともに低下してくる．しかし，食，運動，人との交流，笑い，音楽などのよい刺激を与えると（外からの介入），心血管系，呼吸，免疫系などが活性化され，脳の活動が活発になり認知度レベルが改善される．

しての働きが統合されている(図Ⅳ-9-a).

若いときは各部位の情報(記憶)が十分に保たれ，各部位間の情報のやりとり(統合)も十分に行われているが，加齢とともに神経細胞の活性度が落ちてきて，情報量，統合能力ともに低下してくる(いわゆる老化).そしてこれらが一定レベル以下に下がってしまうと，意識レベル，覚醒レベル，すなわち認知度の低下(認知症)となって現れてくるのである(図Ⅳ-9-b).

しかし神経細胞が弱ってきても，神経細胞は強い可塑性と再生能力をもっているので，外部から適度のよい刺激を与えれば，それに応じて活性をとり戻すことができる．食，運動，人との交流，リラックス，笑いなどのよい刺激，すなわち外部からの種々の介入によって，脳の再活性化が可能になる．そういう観点から，運動をはじめとする日頃の生活習慣の改善が，最も肝要であるといえるであろう．

Ⅶ．おわりに

我々は今，国民の1割が認知症になろうとする超高齢社会に住んでいる．このとき最も大事なことは，認知症の早期発見であり，認知症の予防である．脳の働きを高めてできるだけ認知症にならない，たとえ認知症になったとしてもできるだけ軽度に過ごせることが望まれる．

脳機能の活性化に効果があるとされるいろいろな刺激や行為の中で，最も強いエビデンスがあるのは，「毎日運動する」ことである．本稿では，運動による認知症の予防について，我々が実施しているADAPを中心に概説した．さあ，より積極的な生活習慣を身につけ，認知症を予防しよう．

(白木基之，田中弘之，田嶋繁樹，福井壽男，西野仁雄)

文　献

1) Sperling RA, et al：Toward defining the preclinical stages of Alzheimer's disease. Alzheimers Dement, 7：280-292, 2011.
2) Williams SCP：Mapping the brain's decline. Nature, 502：s84-85, 2013.
3) 西野仁雄：手をよく使うと心が開かれる　NPO法人健康な脳づくり(編)：71-98, 認知症にならないために．ゆいぽおと，2014.
4) 西野仁雄：死ぬまでボケない10の習慣．PHP文庫，2012.
5) Penfield W, et al：The Cerebral Cortex of Man：A Clinical Study of Localization of Function, Hafner, 1968.
6) 山内智之ほか：ポリエチレン繊維からなるクッショングリップを持続的に握ると脳梗塞後の手の拘縮および筋緊張が速やかに改善される．日生理誌，S150, 2013.
7) 西野仁雄：ミラクルグリップ．文藝春秋，2015.
8) Nishino H, et al：Contracture of finger and hand and disturbance in speech after stroke were improved in a short duration by grasping a high repulsion cushion grip. J Neurosci and Neuroengineer, 4：1-8, 2015.
9) 白木基之ほか：3-D高反発力クッション上での足踏みは前頭葉の血流を増加させる．日生理誌，S227, 2013.
10) Rosenzweig MR, et al：Brain changes in response to experience. Sci Amer, 226：22-30, 1972.
11) Volkmar FR, et al：Rearing complexity affects branching of dendrites in the visual cortex of rat. Science, 176：1445-1447, 1972.
12) Urakawa S, et al：Environmental enrichment brings a beneficial effect on beam walking and enhances the migration of doublecortin-positive cells following striatal lesions in rats. Neuroscience, 144：920-933, 2007.
13) Horstman J：Healthy Aging Brain. Sci Amer, 2012.
14) Zimmer C：シミュレーションで解く脳の複雑性．日経サイエンス，4：73-78, 2011.

IV. 治療

5 口腔衛生と認知症予防

I. はじめに

　患者の回復過程に沿った口腔衛生は，疾患発症直後の急性期口腔ケアから始まり，回復期の集中的な摂食嚥下リハビリテーション，歯科処置，そして維持期（生活期）では経口摂取を果たして実生活を再獲得するのが理想的である．生活期のその後についてみると，上述の病院でのイメージとは逆に，日常生活活動の自立した状態から杖歩行，車いす利用，そしてベッド上での生活へ移行していく流れがある（図IV-10）．日常生活活動に段階があるように，口腔衛生状態においても病態の変遷に伴い独特の様相を呈する．さらに認知症となると，口腔および周囲筋・組織の感覚の鋭敏さも相まって，口腔衛生管理法であっても一律的な対応は困難であり，口腔に直接タッチするためには，今日に至る本人の生活を紐解く作業が必要になる．本稿では，口腔の視点から認知症について検討する．

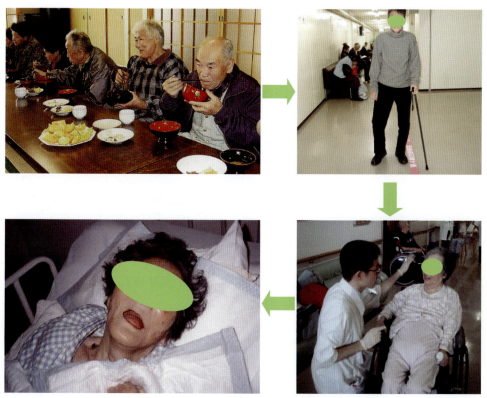

図IV-10　人生90年を全うすることの変遷

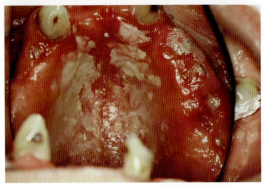

図Ⅳ-11　重度認知症患者の口腔内例

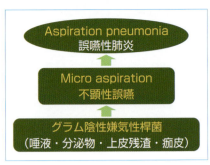

図Ⅳ-12　誤嚥性肺炎発症の流れ

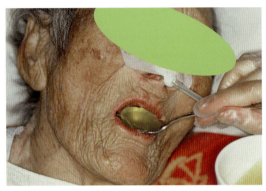

図Ⅳ-13　経管栄養管理下の認知症患者へのゼラチンゼリー摂取

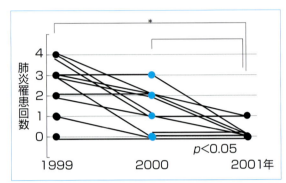

図Ⅳ-14　口腔清掃と摂食嚥下リハビリテーションの施行群（11名）の3年間における肺炎罹患回数

Ⅱ．口腔衛生の基本的考え方

1．重度認知症口腔内の実態と誤嚥性肺炎

　口腔衛生管理には口腔清掃のみならず，口腔機能が必要である．

　認知症が最重度となり，経管栄養管理となった場合の口腔内において注目すべき部位が2か所ある．その1か所は口蓋である（図Ⅳ-11）．唾液循環による自浄作用が得られないために，口蓋には新陳代謝の行われない粘膜上皮がオブラート状に層をなして付着している．それは口蓋の圧痕として，口腔ケアによりそのまま削ぎ落とすことができる．

　もう1か所は舌，舌苔である．誤嚥性肺炎を引き起こす最たる菌は，グラム陰性嫌気性桿菌といわれ，口腔内では歯と歯肉の境目の溝，歯周ポケットに生息しているが，このような場合には，口蓋と舌からそれら菌が検出される．その数は歯周ポケットの二乗倍，三乗倍に及ぶ．

　すなわち，唾液，痰，上皮残渣，痂皮にこれら嫌気性菌が生息しており，それを不顕性に肺に吸引することで発症するというのが誤嚥性肺炎のメカニズムである（図Ⅳ-12）．

2．口腔清掃と口腔機能

　新潟市内の某特別養護老人ホームでのことである．経管栄養管理ではあるが，嚥下運動が機能していると判断した人に対して，週に1回訪問したときにゼラチンゼリー摂取を試みた（図Ⅳ-13）．3年の間，11名の経管栄養管理者にこれを継続した結果，肺炎の罹患回数の減少を認めた（図Ⅳ-14）[1]．別の施設ではゼラチンゼリーが用意できなかったので，口腔清掃のみを定期的に実施した．口腔清掃のみの場合には，全体的に肺炎罹患回数は減少したが，中には増加する者も何名か存在したため，統

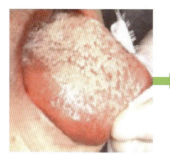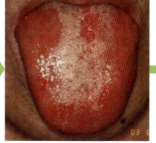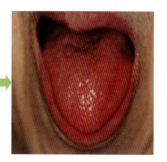

図Ⅳ-15　舌苔の消失

計学的には「肺炎の減少」という意味での有意差を得ることはできなかった.

　清掃（ブラッシング）では除去しきれない舌苔は，口腔が機能することで唾液循環が生じるために，黒板のチョークを消すがごとくに消失する（図Ⅳ-15）．誤嚥性肺炎予防には，清掃と機能とが両輪になって，その目的が達成されることがわかる．

Ⅲ．口腔衛生管理の実際

1．One spoon の効果

　認知症が進行し全身に拘縮が及び，絶えずベッド上で目を閉じて意思疎通ができないとふんでいても，口腔ケアを継続していく中で，最初のうちは口を開いてくれないが，日数・回数を重ねていくと，対する人によって態度を変えているのがわかる．開口してくれる場合と，頑として口を開けてくれない場合とである．

　またゼラチンゼリーの摂取をする場合にも，対する人によってゼリーを受け入れてくれる場合とそうでない場合とがあり，またオレンジ味なら嚥下するけれどもリンゴ味だと口から出してしまうといったこと，そして一口の摂取で「あーあー」と発声したり，口腔ケア後にはしっかりと開眼し，会釈すらしてくれるようになったりすることもあった．口腔ケアに引き続き，one spoon は情動に訴える有効な手段でもある．

2．情動に訴える口腔ケアの手法

　認知領域と情動領域とには差があり，情動領域は最後まで残る．記憶障害，高次脳機能障害があるからこそ，「優しそうだ」「怖そうだ」といった「○○そうだ」の feeling を研ぎすませて生きているのかもしれない．

　記憶障害や高次脳機能障害といった認知症の中核症状までは，医学的な説明がつく．しかし，これから先の対応は，医学的な理論立てというより十人十色の日常生活の中での経験則を作りあげていく作業になろう．ゼリー摂取にしても，「アルツハイマー型認知症だから」「レビー小体認知症だから」ではなく，「好きだから」「嫌いだから」といった個々のそれまで生活の歴史を紐解いていくことで，マネジメントが構築されていく．

Ⅳ．摂食嚥下機能からみた認知症

1．先行期（認知期）の視点

　摂食嚥下機能は，先行期（認知期），準備期（咀嚼期），口腔期（嚥下第一期），咽頭期（第二期），食道期（第三期）の5つの時期に分けて観察する（図Ⅳ-16）．しかし，認知症の場合には，口腔諸器官に障

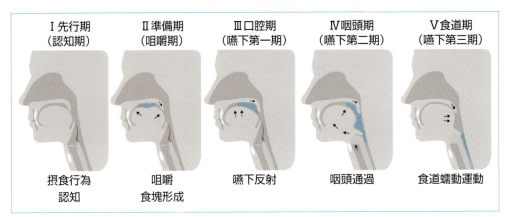

図Ⅳ-16　摂食嚥下の5期

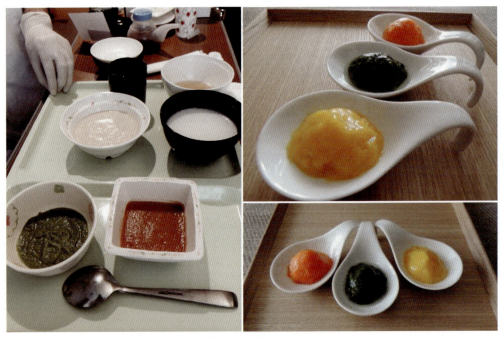

図Ⅳ-17　食事の盛り付け（右写真：介護食アドバイザー　保森千枝氏提供）
同じ形態の食事でも摂食機能は異なってしまう．

害がなくても摂食機能障害を呈する．まず，前段の先行期について検討しなくてはならない．
　図Ⅳ-17はともにミキサー食である．食事は口とのどだけでなされているものではなく，「おいしそうだ」「楽しそうだ」という情動に揺さぶりをかけることで，口腔や咽頭機能はいくらでも変わる．

2. 医科的な問題が口腔衛生に及ぼす影響

　認知症の診断を受けて生活している者は，そこに至るまでに複数の病名を受け，複数の薬剤を急性期から服用している．当然，副作用については配慮しなくてはならないが，降圧薬，眠剤，整腸剤，向精神薬，糖尿病薬など，これら慢性期薬の共通の副作用は，口渇と傾眠・睡眠である．いずれも，摂食嚥下には直接不利な状況をもたらす．
　食事よりも薬剤を優先するあまりに，粉末の降圧薬をミキサー食にまず振りかけるようなことがある．これを一口摂取しようものなら，即座に口腔内全体が錆の味になる（図Ⅳ-18）．口を開けてくれ

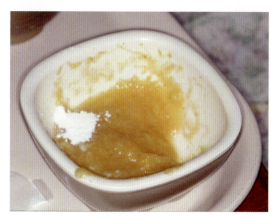

図Ⅳ-18　服薬の方法
粉末の薬剤をふりかけたミキサー食

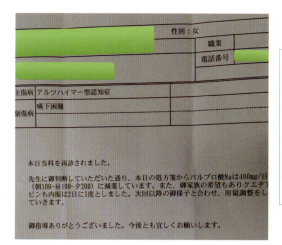

図Ⅳ-19　主治医からの服薬に関する返事

ない，食思低下など当然のことである．そこで減薬，休薬，あるいは断薬という手段を講じる．傾眠状態から解放されれば，食思は上がり，口渇が解消されれば，むせや誤嚥のリスクも減少する．

　急性期からの申し送りにある処方が，認知症の方に黄金律のように回復期以降も堅持されており，認知症の進行とともに不定愁訴が増すとともに，一度処方された薬剤は増加することはあっても減少することのない実態は，ぜひとも医師，医科スタッフの間で検討をお願いしたい．

　こうしたことを歯科医なるものが意見するのは，おしかりを受けることではあろうが，最近では，主治医からは図Ⅳ-19のようなお返事を受けるようにもなった．

　「先生にご判断していただいた通り，本日の処方箋からバルプロ酸 Na は 400 mg/日（朝 100，昼 100，夕 200）に減薬しています．またご家族の希望もありクエチアピンも内服は 2 日に 1 度としました．次回以降のご様子と合わせ，用量調整をしていきます．
　御指導ありがとうございました．
　今後とも宜しくお願いします．」

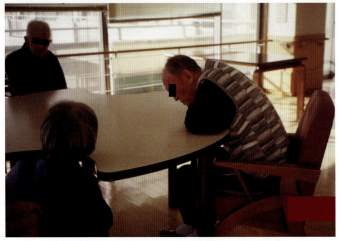

図Ⅳ-20　分散睡眠（特別養護老人ホーム例）

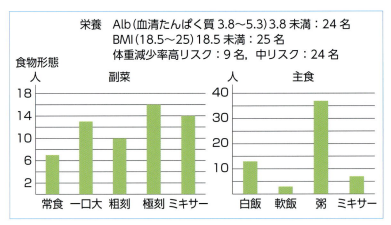

図Ⅳ-21　都内某特別養護老人ホーム入所者の栄養状態と食事形態（対象60名）

Ⅴ．睡眠・認知からみた摂食機能

1. Night chocolate

　高齢者福祉施設での昼間の生活を観察すると，そこで生活する高齢者は，眠たくなったら寝るという生活リズムの中で（図Ⅳ-20），朝，昼，晩と空腹になり，夜になると寝るというのは，仕事というduty workを消化している人間の生活リズムであることがわかる．

　分散睡眠は高齢者にとって，むしろ当然の生活リズムであり，不眠は昼夜逆転といった割り振りのみではなく，分散睡眠の一環と解釈することができる．例えば夜中に，空腹を訴えながらの不眠があった場合に，「食事ができあがり次第お呼びしますので，申しわけありませんが，このチョコレートで少し待っていてくださいね．できあがりましたら，すぐにお呼びしますからね」との応対をする．記憶のない中で不安という情動を取り除くことで，再び眠りの世界に戻っていくことが期待できる．

2. 食物形態について

　都内某高齢者福祉施設の食事メニューを例にとる．施設入所者60名を対象に，栄養状態と食物形態について調査をした．Alb値，BMIともに低栄養であったのは，4割に上った．一方，食事形態は常食が1割程度であり，食事形態の主体は大半がミキサー食か刻み食であった（図Ⅳ-21）．食事の「お

いしい」「楽しい」は，誤嚥しないことではなく，味わいがあってのことだと思う．その点，ミキサー食がそうした歓びを喚起しているとは思えない．今の段階で断言できることは，「常食を摂取している人に低栄養はいない」ということである[2]．

Ⅵ．まとめ

人生90年の時代にあって，「生きる」を全うするということは，認知症の予防や治療といったこととは別に，こうした人生回廊をいかに享受するかといった論点もあってよいように思う．認知症の方の態度は，我々がとっている態度の鏡であり，怒るも泣くも，原因は本人をとりまく人為的環境が作り出している．笑顔が生まれたときは，我々を受け入れてくださった証であろう．治す医療ではなく，かかわりの医療として，たかが口腔衛生であっても決して変わるものではない．

（植田耕一郎）

文　献

1) Ueda K, et al：Effects of functional training of dysphagia to prevent pneumonia for patients on tube feeding. Gerodontology, 21：108-111, 2004.
2) 植田耕一郎：歯科が実施する摂食嚥下リハビリテーション．日摂食嚥下リハ会誌, 18(3)：205-220, 2014.

索引

A
Aβ　101
ADAP　132
AHI　39
apnea hypopnea index　39

B
βアミロイド　86
BPSD　121
Braakの上行性病期進展仮説　88

C
chrono-aroma-therapy　67
CPAP　41

D
digit symbol substitution test　60
DSST　60

I
incidental Lewy body disease　90

M
MCI　8, 86, 89
mild cognitive impairment　86

N
nasal continuous positive airway pressure　41
neurofibrillary tangles　86
NFTs　86
NMDA受容体拮抗薬　110
non-clock function　10

O
obstructive sleep apnea　39
OSA　39

R
REM睡眠行動障害　36

S
sleep health promotion　116

T
TDAS　111
touch panel type dementia assessment scale　111

U
UPSIT　85

あ
アセチル化　10
アポリポ蛋白E4　86
アミロイドβ　4
アルツハイマー型認知症　47
アルツハイマー病　17, 85, 86, 88, 121
アルツハイマー病発症前段階　9
アロマオイル　112

い
位相反応曲線　51

う
運動　129
運動の効用　134

か
概日リズム　32
海馬　78
加齢　84, 85
感情失禁　74
肝末梢時計機構　13

き
記憶　5
嗅覚　84
嗅覚検査　81
嗅覚障害　78, 84, 88, 89, 90
嗅覚脱失　84, 86
嗅覚中枢　86
嗅覚同定　86
嗅覚同定能　85, 86
嗅覚認知機能障害　86
嗅覚皮質　85
嗅神経　112

け
軽度認知機能障害　86
軽度認知障害　8
経鼻持続陽圧呼吸療法　41
頸部血管超音波検査　98
言語性記憶　86

こ
高血圧　2
甲状腺機能低下症　95
高照度光療法　51
行動の脱抑制　76
高齢者　85
誤嚥性肺炎予防　139
コリンエステラーゼ阻害薬　110

さ
サーカディアンリズムの増幅器　11
サーチュイン1　10

し
時間診断　15
時間治療　15
視交叉上核　51
周回　76
自律神経系　65
神経原線維変化　17, 86
神経変性疾患　84, 85
人工内耳　62, 63
診断基準　9

す
推奨睡眠時間　3

睡眠　44
睡眠時間　2
睡眠時随伴症　90
睡眠障害　32

●せ

生活リズム健康法　114
生体リズム　51
摂食嚥下　140
舌苔　139
セドロール　66
宣言的記憶　5
先行期　139
前頭側頭型認知症　24

●そ

早期診断　9

●た

代謝活性の概日リズム　13
代謝のサーカディアンリズム
　　　13
代謝量　44
体内時刻　15
タウ　101
タウ蛋白　17, 86
唾液循環による自浄作用　138
タッチパネル式コンピュータ
　　　71

●ち

中核症状　121
中枢性嗅覚障害　79
聴覚情報処理　58
長期記憶　5
長寿　14

●て

手続き記憶　5

●と

頭蓋内血管超音波検査　98
同定検査　81
糖尿病　96
特発性嗅覚低下　88
時計遺伝子　10
時計遺伝子多型　14
時計機構　10
時計機構と老化とのかかわり
　　　11

●に

認知行動療法　113
認知症　32
認知症早期診断　84
認知症の予防　127
認知症予防実践プログラム　132
認知的負荷　61
認知度　136

●の

脳血管性認知症　22
脳波　97

●は

パーキンソン症状　74
パーキンソン病　88, 90
バイオマーカー　88, 101

●ひ

光受容蛋白質　13
光同調の感度　13
病的老化　11
病理進行過程　86, 87
昼寝　46, 118

●ふ

不眠　44
不眠と生体リズム　14

●へ

閉塞性睡眠時無呼吸　39
ベータアミロイドペプチド（Aβ）
　　　17
ヘリオトロピン　66

●む

無呼吸低呼吸指数　39
むずむず脚症候群　33

●め

メラトニン　51
メラノプシン　13

●も

網膜の光受容　13

●や

薬物療法　121

●ら

ライフスタイル　114
ラベンダー　65

●り

リン酸化タウ　101

●れ

レズベラトロール　14
レビー小体　88
レビー小体型認知症　88, 89
レビー小体関連疾患　88, 89, 90
レビー小体病　23
レビー小体病理　89
レム睡眠行動異常　89, 90

●ろ

老人斑　17, 86

睡眠からみた認知症診療ハンドブック
─早期診断と多角的治療アプローチ─

2016年9月20日　第1版第1刷発行（検印省略）

編者　宮崎　総一郎
　　　浦上　克哉

発行者　末定　広光

発行所　株式会社　全日本病院出版会
　　　　東京都文京区本郷3丁目16番4号7階
　　　　郵便番号 113-0033　電話（03）5689-5989
　　　　　　　　　　　　　FAX（03）5689-8030
　　　　郵便振替口座　00160-9-58753
　　　　印刷・製本　三報社印刷株式会社

©ZEN-NIHONBYOIN SHUPPAN KAI, 2016.

・本書に掲載する著作物の複製権・翻訳権・上映権・譲渡権・公衆送信権（送信可能化権を含む）は株式会社全日本病院出版会が保有します．
・JCOPY　＜(社)出版者著作権管理機構　委託出版物＞
本書の無断複写は著作権法上での例外を除き禁じられています．複写される場合は，そのつど事前に，(社)出版者著作権管理機構（電話 03-3513-6969，FAX03-3513-6979，e-mail：info@jcopy.or.jp）の許諾を得てください．

本書をスキャン，デジタルデータ化することは複製に当たり，著作権法上の例外を除き違法です．代行業者等の第三者に依頼して同行為をすることも認められておりません．

定価はカバーに表示してあります．
ISBN　978-4-86519-219-3　C3047